Hans Pechatschek · Beinwell

Hans Pechatschek

Beinwell

Ein großes Geschenk der Natur

ENNSTHALER VERLAG STEYR

Die in diesem Buch angeführten Vorstellungen, Vorschläge und Therapiemethoden sind nicht als Ersatz für eine professionelle medizinische Behandlung gedacht. Jede Anwendung der in diesem Buch angeführten Ratschläge geschieht nach alleinigem Gutdünken des Lesers.

Autor, Verlag, Berater, Vertreiber, Händler und alle anderen Personen, die mit diesem Buch in Zusammenhang stehen, übernehmen keine Haftung für eventuelle Folgen, die direkt oder indirekt aus den in diesem Buch gegebenen Informationen resultieren oder resultieren sollten. Es wird darauf hingewiesen, dass alle Angaben trotz sorgfältiger Bearbeitung ohne Gewähr erfolgen und eine Haftung des Verlages ausgeschlossen ist.

www.ennsthaler.at

11. Auflage 2010

ISBN 978-3-85068-227-5

Hans Pechatschek · Beinwell
Alle Rechte vorbehalten
Copyright © 1987 by Ennsthaler Verlag, Steyr
Ennsthaler Gesellschaft m.b.H. & Co KG, 4400 Steyr, Österreich
Satz: Martina Sochor
Umschlaggestaltung: Ennsthaler Verlag
Umschlagfoto: Ernst Kren, Admont

Inhaltsverzeichnis

Vorwort	7
Die Pflanze Beinwell	9
Abdruck aus einem alten Kräuterbuch	15
Beinwell-Produkte	23
Anwendungsmöglichkeiten von Beinwell	53
Beinwell-Kosmetika	79
Beinwell in der Küche	82
Noch ein Wort zum Schluss	83
Heilerfolge	85
Literaturverzeichnis	92

VORWORT

Seit Urzeiten besteht der Glaube an die heilenden Kräfte der Pflanzen. Durch das Aufstreben der modernen Medizin, durch die großen Errungenschaften der Chemie ging leider auch die Anwendung der Heilpflanzen zur Behandlung von Krankheiten stark zurück und manches gute Pflanzenrezept geriet in Vergessenheit.

Heute geht man eher wieder den richtigen Weg – die Chemie nur dort einzusetzen, wo natürliche Heilmittel nicht zum Erfolg führen können.

Es ist erfreulich, dass man sich wieder um die Pflanzen bemüht, sie wissenschaftlich untersucht und sie als einen Zweig der Medizin anerkennt.

In Vergessenheit gerieten aber nicht nur manche wirklich guten Hausrezepte, sondern auch manche Heilpflanze wurde nicht mehr entsprechend gewürdigt, geriet somit (fast) in Vergessenheit.

Auf Grund eigener leidvoller Erfahrung kam ich zum Studium der Heilpflanzen. In der einschlägigen Literatur fand ich immer wieder eine Pflanze, die mir Hilfe versprach. Nun, es sei vorweggenommen, **Beinwell** hat mir nicht nur einmal geholfen, es half mir und vielen anderen eigentlich immer – manchmal sofort und mit ans Wunderbare grenzendem Erfolg.

Seit 5 Jahren habe ich alles Wissenswerte über die Pflanze gelesen, alte Anwendungsmöglichkeiten erfragt, Ärzte, Apotheker, Heilpraktiker und andere einschlägige Fachleute um ihre Meinung über die Heilpflanze gebeten, mich soweit es ging informiert.

Darüber hinaus habe ich auch **Beinwell-Präparate** (meist nach alten Hausrezepten) hergestellt und diese von Heilkundigen testen lassen oder auch selbst, in der Familie und im Freundeskreis, verwendet. Dabei hat es sich gezeigt, dass die Wirkung von Beinwell auf den Organismus ganz enorm ist.

Dies hat mich bewogen, dieses Büchlein zu verfassen. Eine Heilpflanze von so hohem Wert darf nicht in Vergessenheit geraten und sollte zum Wohle vieler Menschen da sein.

Der Autor
St. Georgen im Attergau

BEINWELL (Symphytum officinale)

Mit „Symphytum" bezeichnete man im Altertum jene Pflanzen, die gegen Knochenbrüche angewendet wurden. Das Wort ist abgeleitet vom griechischen „symphyein = zusammenwachsen". Dem Sinne nach die gleiche Bedeutung haben die deutschen Namen „Beinwell" und „Wallwurz" (Bein = Knochen, well von wallen = zusammenheilen). Die heilige Hildegard und Paracelsus nannten sie „Consolida" (vom lat. consolidare = befestigen). Auch sie verwendeten diese Pflanze als Wundheilmittel. Lonicerus empfiehlt sie „zu allen wunden, rissen und brüchen".

Symphytum wurde schon im Mittelalter und auch im Altertum gerne als Knochenheilmittel verwendet – bei Frakturen, nach Knochenverletzungen, Prellungen, Verstauchungen, Verrenkungen etc.

Die Pflanze hatte viele Namen, die auf ihren Wert als Heilpflanze und auf ihre volkstümliche Verwendung hinweisen wie: Bruchkraut (Verwendung bei Bruchleiden).

Namen wie Speckwurz, Milchwurz, Schmerzwurz zeigen auf den reichen Schleimgehalt in der Wurzel und auf die gute Eignung für Breiumschläge hin.

Der heute gebräuchlichste Name ist Schwarzwurz.

Wenn wir in den Kräuterbüchern des 16. und 17. Jahrhunderts nachlesen, so werden dort der Pflanze folgende Eigenschaften zugeschrieben:

Entzündungshemmend bei Venen- und Zellgewebsentzündungen, erweichende Wirkung bei Drüsenverhärtung, entspannende Wirkung bei Muskelverspannungen, reinigende Wirkung bei Hautgeschwüren, offenen Beinen, Blutfluss und Weißfluss, blutstillend, schmerzlindernd, entzündungshemmend, einhüllend, erweichend, schleimlösend, blutstillend besonders bei Wunden, bei Lungenleiden und blutigen Durchfällen (Ruhr), heilende Wirkung bei Magen-Darm-Geschwüren.

Die ursprünglich in Sibirien beheimatete Pflanze dürfte in der zweiten Hälfte des 18. Jahrhunderts nach England gebracht worden sein. In jüngerer Zeit wurde sie nach Kanada, USA, Australien, Neuseeland und Afrika ausgeführt und wird heute dort plantagenmäßig gezüchtet. Der in diesen Ländern gebräuchliche Name ist „Comfrey".

In Europa und Asien finden wir sie häufig in feuchten Wiesen, an Bachufern, in Gräben und an Waldrändern, von der Ebene bis etwa 1.500 m Höhe.

Es gibt ca. 20 Abarten der Symphytum-Pflanze, welche durch Kreuzungen entstanden sind. Sie besitzen aber alle in der Hauptsache die gleichen **Wirkstoffe:** Allantoin, Glykosid, Consolidin, Alkaloid Symphyto-Cynoglossin, Gerbstoffe, Harze, Schleim, Cholin, etwas ätherisches Öl u. a. m.

Neuere wissenschaftliche Untersuchungen haben ergeben, dass die altbekannten Anwendungen der Heilpflanze richtig waren. Symphytum hat sich bei innerlicher und äußerlicher Anwendung hervorragend bewährt: bei Verletzungen und Erkrankungen der Knochen, der Knochenhaut, des Bindegewebes, des Nervengewebes mit heftigen Schmerzen, Verstauchungen, Verrenkungen, Knochenbrüchen (Anregung der Callusbildung), Prellungen des Augapfels, schmerzhaften Amputationsstümpfen, Arthrosen, Arthritis, Gicht, Rheuma; ferner bei schlecht heilenden Wunden und Geschwüren zur Förderung der Granulationsbildung (innerlich bei Unterschenkelgeschwüren); außerdem bei Blutergüssen und Quetschungen sowie Blutungen aller Art (nach ärztlicher Abklärung!) wie Bluthusten, Blutharnen, zu starker Regel u. a.

In neuester Zeit hat sich aber auch gezeigt, dass Beinwell (Beinwell-Nährcreme) ein ganz ausgezeichnetes Heilmittel bei sehr vielen Hautkrankheiten ist.

Die Symphytumpflanze ist eine kräftige, bis 1,50 m hohe Staude mit rübenförmiger, außen schwarzer, innen weißlicher, fleischiger Wurzel von aromatisch-bitterem, salzig-brennendem Geschmack. Stängel ästig, Blätter bis 25 cm lang, lanzettisch, allmählich in den Blattstiel verschmälert. Alle grünen Teile der Pflanze rauhaarig-borstig. Die Blüten sind 1–2 cm lang, von fast weiß über gelblich, purpurrot bis rotviolett, in blattachselständigen Doppelwickeln mit 5-zipfligem Kelch, zylindrisch-glockiger, 5-zähniger Krone und 5 Schlundschuppen. Die Frucht enthält vier 1-samige Nüsschen. Sie blüht von Mai bis September und es wird die Wurzel im Frühling oder auch im Herbst gegraben. Ebenso wird das Kraut in dieser Zeit abgeerntet. Wenn die Droge nicht frisch verwendet wird, so wird das Kraut an einer luftigen, regengeschützten Stelle aufgehängt und getrocknet. Die Wurzel wird zerkleinert, aufgeschüttet und langsam getrocknet. Wenn Sie sich die Mühe des Sammelns nicht machen wollen, so sind im Handel erhältlich:

getrocknete Wurzeln sowie Einzel- und Kombinationspräparate (wie z. B. Beinwell-Ringelblumensalbe), Beinwell-Nährcreme, Beinwell-Tinktur, Beinwell-Öl u. a.

Homöopathisch: Urtinktur (z. B. bei Paradentose 20 Tropfen auf ½ Glas Wasser als Mundwasser) – D 12 und höhere Potenzen.

Unter den Wirkstoffen der Pflanze misst man heute dem **Allantoin** die größte Bedeutung bei. Man ist davon überzeugt, dass dieser Stoff für die Zellbildung in erster Linie zuständig ist. Die Amerikaner haben das Allantoin synthetisch hergestellt und damit auch Erfolge erzielt, doch es hat sich sehr bald gezeigt, dass das in der Pflanze vorhandene natürliche Allantoin in Zusammenwirkung mit den in der Droge Beinwell noch vorhandenen Wirkstoffen dem synthetischen Allantoin weit überlegen ist.

Im Zusammenspiel der biologischen Wirkstoffe dieser einmaligen Heilpflanze wird abgestorbenes (nekrotisches) Gewebe entfernt, die Wundheilung (Granulation) gefördert und neues Zellschichtgewebe gebildet. Heute weiß man außerdem, dass die Verwendung nicht nur der Wurzel, sondern der Gesamtdroge (Tee, Breiumschläge) maximale Erfolge bringt.

Nun gibt es aber auch Fachleute (Dr. med. Hans Seel), die die hervorragende Wirkung der Heilpflanze nicht dem Allantoin, sondern dem Wirkstoff Cholin zuschreiben.

Wie dem auch sei, dies ist für uns nicht ausschlaggebend, denn uns interessiert die Droge an sich und ihre Fähigkeit, heilend einzuwirken.

Der weit auseinanderliegende Indikationsbereich von Beinwell ist so zu verstehen, dass die von der Pflanze ausgehende Wirkung sich auf das Bindegewebe bezieht und durch Reize dieses beeinflusst.

Abschließend kann man sagen, dass die Beinwell-Pflanze zu den wichtigsten Heilpflanzen überhaupt gehört – und man spricht von ihr als der „**Königin unter den Heilpflanzen**".

Beinwell-Pflanzen sind wenig anspruchsvoll und so ist es nicht schwierig, sie im Garten zu halten. Sie ist winterhart und auf Grund ihrer tiefen Wurzeln kaum auszurotten, wenn sie einmal angebaut ist und Boden und Pflege halbwegs stimmen. Mit Ausnahme sehr trockener Sand- oder Kiesböden nimmt sie jeden Boden an. Bevorzugt wird ein lockerer, feuchter Boden an schattiger Stelle. Zum Pflanzen nimmt man Wurzelstöcke mit Blattansatz. Pflanzen Sie im Abstand von 50 x 50 cm, damit sich das Blatt gut entwickeln kann. Der Boden sollte im Frühjahr gelockert werden und die Düngung biologisch erfolgen. Die Pflanze wird bis zu 30 Jahre alt und lässt sich, wie schon gesagt, kaum mehr ausrotten. Sie können nun von April bis Oktober die Pflanze verwerten, sei es für den volksmedizinischen Gebrauch oder aber auch zur Herstellung von Gemüse etc.

Wenn Sie noch mehr und ausführlicher über die Pflanze informiert sein möchten, so weise ich auf die im Anhang angeführte Literatur hin.

Aus einem alten Kräuterbuch aus dem Jahre 1595

D. JACOBI THEODORI
TABERNAEMONTANI

Nachmals durch **Doctorem Troxiten**
allen Medicis, Pharmacopoeis vnd Chyrurgis,
auch andern zugefallen in truck geben,

Mit Keiserlicher Maiestat freyheit
auff zehen Jahr

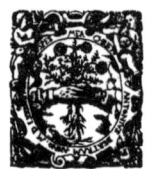

Getruckt zu Straßburg bey Antoni Bertram
Im Jhar Christi

M. D. XCV.

Symphitum, Schwartzwurtz/
Walwurtz.

Das XX Capitel.

Namen.

Jses gewächs nennet man inn der gemein Schwartzwurtz/
darumb / dz die wurtzel eine schwartze Rinden hat.
Schmerwurtz darumb / daß sie einen feißten safft bringt.
Auch so neñt mans

Nach der Himlischen Einfliessung

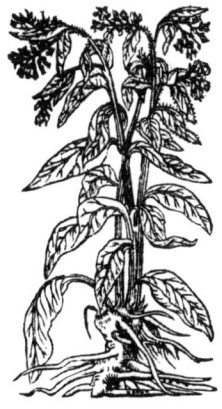

mans Wallwurtz / vmb ihrer heilsamen wallenden krafft willen. So wirts auch genannt Beynwallen / daß sie die Beynbruch heilet vnd zusammenwallet. Auch so nent mans Schantzwurtz.

Gestalt.

Dise Wurtz ist dieser Manns daumen dick vnd etwa noch dicker zugespitzt / mit vil neben außschüssen / ist die Wurtz fast grob vñ knopffecht / außwendig kolschwartz / innwendig weiß / glat / keymecht / klebrig oder schlipfferig / wie schmaltz / etwan zweyerelen lang in der Erd steckend.

Gewint einen stengel einer elen lang / vnd bißweilen Manshoch dick / ecket / vnd an den ecken mit außgewehßnen trieb verhaben / innwendig hol / wie der Hasenkhol / mit viel nebenfettichen / oder zweiglein.

Die Stengel sind mit breiten langen gebognen rauhen blettern bekleidet / wie die welschen Ochsenzungen / oder wie die Alantwurtz / die geben einen geschmack /allerdings wie Bornichkraut. Die bletter so nahe gegen der erden stehen/sind breiter vnd lenger. Aber die andere auff dem Stengel kleiner vnd schmäler. Die bletter vnd Stengel sind härig vnd rauch/ so Man sie angreifft juckent sie die haut/innwendig dunckel grün/außwendig schier aschenfarb.

Tregt im Brachmonat vñ Hewmonat Blümlein/wie die runde hole schellen/den Schlüsselblümlein änlich/etlich bleich weißgelb/etlich braun liechtblaw/in der mitte ein weiß bützel.

Bringet den Samen in grünen hülsen/wie im Borrich/bey vier körnlein/so er zeittig wirt er schwartz/oder dunckelbraun.

Das Weiblein diß krauts hat schneeweiße langlette hole schellen blümlein/stehet gern an schattigen orten/vnd in den Gräben/an den blettern kleiner/vnd an dem gewehß kürtzer/hat auch geringer würckung weder das vorbeschriben Männlein. Den Weibern besser zu gebrauchen Diß gantz gewächß ist alles feißt vnd ölig.

Ställ.

Diß groß vnd hoch kraut wechßt bey den Gräben/Wisen/an feuchten lettigen orten/auch bey den Bächen/an feuchten Awen/Graßgerten/Wassergestaden/vnd Almenten.

17

Teutscher Kreutter Beschreibung/
Natur/Kräfft vnd Würckung.

Wurtzel.

Die wurtzel ist dem Krebs vnd Monn zugethan/kalt vnd feucht biß in den andern grad/gar sehr feist vnd ölig/keines sondern geschmacks.

Innerlich.

Dise wurtzel wirt wenig innerlich gebraucht/ohn allein so mans in Wein sidet/vnd darab trincket/für die innwendige gebrechen der Lungen/vnd zu den Brüchen.

Eusserlich.

Dise wurtz zerschnitten vnd zerstossen/auch vollends außgepreßt/gibt gar ein guts Oel vnd feißtigkeit. Daßelbig ein zeitlang an der Sonnen destilliert/ist gut für grobe schäden/damit gesalbt/ist gut zu den Beinbrüchen/vnd lindert den schmertzen/ist auch gut zu den Lämtüppelen/offnen schenckeln/oberbeynen/vertreibt Frantzosen/zerfallenen außgehebten oberzognen vnd verruckten glidern/zu dem Lohfewr/vertreibt die hitz vnd milktretzen vnd rauhen/damit gesalbt.
Dise wurtz mit honig vnd wachs gesotten/vnd ein salben darauß gemacht/vertreibt alle Fisteln vnd hohe Frantzosen/auch die Krankheit / vnd Blateren an dem heimlichen gemäch/oberlegelt.
Auß der Wurtzen ein stupp gemacht/zu dem hitzigen scheden/darein gestrawt/löschet den Brand/obergelegt/vertreibt vnd verzehrt die Halßgeschwer/darein gestrewet. Diß stupp in honig gethan/vnd ober gelegt/ wider die außwendigen Frantzosen vnd Apostemen.

Stengel.

Die Stengel sind dem Löwen vnd der Sonnen unterwürffig/heiß vnd trucken biß in den 3.grad/mit vil Oel vnd feißtigkeit.

Innerlich.

Die Stengel in rotem Wein gesotten/vnd davon getruncken/für das Blutspeyen/für die innwendigen mängel/für innwendige zerbrochne theil/ für verstockt blut/es sey durchfall oder schwers heben/zu dem Nierengeschwer/innwendig Frantzosen/treibt die bösen flüß hinauß/stelt den Frawen ihr zeit.
Den safft von disen Stengeln eingenommen/stellet die Rot vnd Weiß Rhur/ist gut für die innwendige geschwer/für den frosch vnd Krebs zu Morgens eingenommen.
Das stupp von den Stengeln eingenommen/vertreibt die Würm im bauch/ist gut zu den zerfallenen glidern/von disem stupp zu Morgens einen löffel vol eingenommen/ist zu dem Kopff/ zeucht die fluß herauß.

Eusser.

Nach der Himlischen Einfliessung.

Eusserlich.

Die stengel in Regenwasser gesotten/vnd vbergelegt/für die geschwollenen Schenckel/zu dem Podagra/lindert vnd stilt den schmerzen/heilt alle kaltescheden/ist sehr gut zu den geschwollenen glidern/vertreibt die Wassersucht/sich darob in Volbädern gebaet/zu den Lamen vnd Krancken Glidern/vertreibt alle vnsauberkeit des Leibs/die bösen Blatern vñ Frantzosen/zu den Beinbrüchen/vnd sonderlich alten leuten.

Der safft von disen Stengeln ist gut zu den schweren Beinbrüchen/vnd bösen scheden/heilt alle Wunden vnd Grind/vertreibt alle Flecken.

Das stupp von disen Stengeln ist gut für das Nasenbluten/in die Naßlöcher gestrawt/auch zu den blutenden wunden. Diß stupp angezündet/vertreibt das vngeziffer/als Spinnen/Kefer/Wantzen/vnd Meuß/rc. für die Wantzen gar bewert/so man die Bettstatt mit disen pulver oder Stengel reuchert.

Diß stupp ist gut zu den hauptschweren/zu allen Wundscheden/darein geströmet/Zu den außwendigen Apostemen/in einem honig darüber geschlagen/vnd zu mehr anderen blatern/wie sie genennet mögen werden.

Bletter.

Die Bletter sind dem Stier vnd der Venus zugehörig/kalt und feucht biß in den 3.grad/feißt vnd ölig.

Innerlich.

Die Bletter in rotem Wein gesotten/vnd davon getruncken/wider alle innerliche gebresten/Lungensucht/erhitzigte Leber/verstocktem blut/ zerfallnen innwendigen glidern/wider die Gelsucht/hitzig Fieber/verhele vnd versteckt der Frawen zeit/vertreibt das blutspeyen/die roth Rhur/vnd das vberig geblüt.

Den safft von disen Blettern eingenommen für die innwendige Pestilentz/vnd andere inwendige scheden.

Das stupp von disen Blettern zu Morgens eingenommen/vertreibt alle böse versehrung im Leib/die roth Rhur/vnd das blutspeyen.

Diß stupp mit honig eingenommen/heilt die halßgeschwer.

Eusserlich.

Die Bletter in Regenwasser gesotten/vnd den Frawen warm vber den bauch gelegt/stillet die Mutter/verstellet ihnen ihre zeit/stillet das Grimmen/vertreibt das Lohfewr/macht gute frische Beyn/vertreibet die flüßigkeit vnd scheden/damit gewaschen/warm vbergelegt/zeittigt vnd heilt alle geschwer. Ist auch gut zu den Beynbrüchen.

Der safft von den Blettern ist gut zu allen vnheilsamen scheden/vnd wunden/darein gethan/oder vbergelegt/heilt von stund an.

Die bletter zerschnitten/mit Jungfrawhonig vnd Jungfrawwachs zu einer salben gesotten/vnd damit gesalbet/wider alle wundscheden/heilts zu ohn alles mittel

J ij Man

Teutscher Kreutter Beschreibung /

Man mag kein besser Salb haben für alle Frantzosen/böse hitzige geschwer/vertreibt alle flekken vnd Fistelen vnter den augen/heilt alle faule vnd alte scheden/fast gut zu den Beynbrüchen/zu den zerfalnen vnd verruckten glidern/Lämtüppeln/vberbeynen vnd Bucklen/angesalbt/oder vbergelegt/oder hineingetriben/heilet auch alle krätzen vnd Rauden/Ist gut zu den scheden an dem heimlichen gemäch/auch für Schlier vnd kolben.

Das stupp von disen blettern in die Nasen geblasen/verstellt das bluten/ist gut zu den hitzigen scheden vnd wunden.

Blümlein.

Die Blümlein sind dem Wider vnd dem Mercurio zugethan/einer mittelmeßigen natur/doch kalt vnd feucht biß in den 3.grad/innwendig vnd außwendig zu gebrauchen.

Innerlich.

Die Blümlein abgenommen so die Sonn in dem 15.grad des Löwen ist/vnnd in der speise gebraucht/ziehen die bösen fluß auß dem kopff. So jemand im kopff krank/solt er die blümlein mit zucker gemischt geniessen/ sind gut für den hauptschwindel/vnd andere kranckheiten des haupts/ vertreiben das keichen/stercken das hertz/vnd so das hertz verunreinigt were/sind die blümlein auch gut/ist auch am aller besten zu der Lung vnd Leber/so deren eins zu faulen begundte/zu gebrauchen/Verstelt den oberigen durchfal des leibs/vertreibt eytter vnd blutspeyen/auch den blutfluß den Frawen/die Rot Ruhr. Den Kindern ist diser Zucker sehr nutz/so sie durchfellig sein. Ist auch gut für die Ohnmacht die auß dem Magen kompt/von vil essen vnd trinken.

Von dem safft diser blümlein getruncken/ist gut zu den innwendigen zerrissenen dingen. Wer da hat vnreins blut/darauß der Auffatz/ Frantzosen vnd anders kompt/derselb soll alle Morgens vnd abents von disen safft einen löffel voll trincken/darff sich anders nit in dem Rauch oder in andere Chur legen. So ist auch diser safft für vil andere innwendige gebrechen zu gebrauchen/vnd zu den innwendigen Apostemen sehr gut/auch für den stich in der seitten/vnd innwendigen Auffatz/zu der Hauptbreune.

Eusserlich.

Mit dem safft von disen blümlein gewaschen/oder vbergelegt/ist sehr gut zu den Schwachen Lamen vnd Zerrissenen glidern/auch für die Geschwulst.

So die Sonn in dem 15.grad des Löwen ist/sol man die Blümlein in Rotem Wein einbeyssen/vnd stehen lassen/biß die Sonn auß der Jungfrawen kompt/das Oel davon genommen/vnd damit gesalbet/wider die innwendige Apostem/vertreibt den stich in der seitten/das Lendenwehe/ ist gut zu allen wunden vnd scheden/für die außwendige Pestilentz. Wider alle böse Blatern vnd Rauden/vertreibt die Frantzosen/macht bald heil.

Samen.

Nach der Himlischen Einfliessung.

Samen.

Der Samen ist dem Wassermann vnd Saturno zugethan/kalt vnd trucken.

Innerlich.

So die Sonn in dem 1.grad der Wag ist/solt mann den Samen eintragen/in rothen wein einbeyssen/vnd faran steyen lassen/bissolang die Sonn in den ersten grad des Wassermans kompt/ alß dann das Oel davon gepreßt/vnd einen löffel vol eingenommen für die Lungsucht. Diß Oel zu Morgens vnd Abendts eingenommen/ist gut so jemandt an dem Leib abdörrt/sich innwendig nit wol empfindt/da ihme Lung vnd Leber faulen wolte. Also auch eingenommen für die innwendige Apostemen/ vertreibt das eytter speyen/vnd eytterharnen. Ist auch gut wider andere innwendige versehrungen/für zerfallene glider/auch für die geschwer an den Nieren/verstilt die roth Rhur/vnd das blut.

Den samen zerstossen/vnd mit Rosenhonig vermischt/vnnd gebraucht/vertreibt die halß vnd hertzbreune/zuvor mit dem safft von den Blettern außgegurgelt/vnd alßdann das honig hinein genommen.

Den samen auff der speiß gebraucht/ist dem versehrten Magen gut/auch gesund zu der verstopfften Leber/oder so sie verunreinigt ist.

Den samen in wasser gesotten/ist gut fürs bluten/vnnd für die roth Rhur.

Eusserlich.

Das Oel von disen blümlein ist gut zu allen schedlichen wunden/vnd scheden/darein gethan. Also auch für den Auffsatz/auswendige Frantzosen vnd Blatern/für den stich in der seitten/vertreibt das Grimmen/den nabel damit gesalbt. Ist zu gebrauchen zu den Beinbrüchen/zu dem kopff/so er schwindt/oder so jemandts in den kopff geworffen oder gefallen were/es hilfft alsbald. Ist gut für den grind vnd andere vnsauberkeiten des haupts. Den Samen zerstossen/vnd mit Rosenhonig vermischt/ist gut zu den halßgeschweren/für die Frantzosen/vnd ander versehrungen/im halß damit gesalbt.

BEINWELL-Produkte

nach alten Hausrezepten und neueren Verfahren
selbst herzustellen

Beinwell-Tee

2 Teelöffel klein geschnittene frische oder getrocknete **Wurzeln** mit 2 Tassen Wasser bis zum Sieden erhitzen, 10 Min. auf kleinem Feuer ziehen lassen, abseihen und tagsüber schluckweise trinken. Diesen Tee nur mit Honig – oder gar nicht – süßen!

Beinwell-Tee (vom getrockneten Blatt)

In ca. ¼ l Wasser werden 2 Esslöffel Tee gegeben. Über Nacht stehen lassen. Am nächsten Tag abseihen, den Tee ausdrücken und mit ¼ l Wasser aufkochen, 10 Min. ziehen lassen, abseihen und beide Flüssigkeiten zusammenschütten.

Beinwell-Tee (vom grünen Blatt)

Schöne junge Blätter pflücken und zerkleinern, mit heißem Wasser überschütten und 20 bis 50 Sek. ziehen lassen, abseihen und sofort trinken.

Beinwell-Tee (Mischung Blatt und Wurzel – Tee aus der Gesamtdroge)

Einen gehäuften Teelöffel der Mischung (1:1) von Blatt und Wurzel auf ca. ¼ l Wasser brühen und 3–5 Min. ziehen lassen. Drei bis vier Tassen, auf den Tag verteilt, warm trinken.

Alle Teearten – wenn süßen, dann **nur mit Honig!**

Beinwell-Blätterauflage

Frische junge Blätter werden gebrochen – d. h. in einem Gefäß gestampft, dass die Fasern gebrochen werden – kurz heiß überbrühen und warm auflegen, mit einem Tuch oder Verband einbinden!

Beinwell-Breiauflage

Die **frische Wurzel** wird zu einem Brei verarbeitet (durch den Fleischwolf drehen). Diesem Wurzelbrei werden einige Tropfen Maiskeimöl oder Weizenkeimöl beigefügt und alles gut abgemischt. Dieser Brei wird auf ein Leinentuch gestrichen und auf die kranke Körperstelle gelegt. Mit Tuch oder Verband einbinden!

Die gut **getrocknete Wurzel** wird fein gemahlen und mit sehr heißem Wasser und etwas Maiskeimöl oder Weizenkeimöl zu einem Brei verrührt, auf ein Leinentuch gestrichen und warm auf die kranke Stelle gelegt. Mit Tuch oder Verband einbinden.

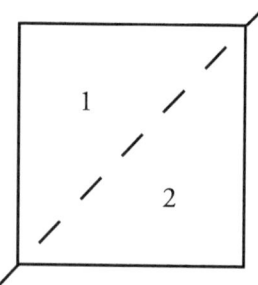

Für die Beinwell-Brei- oder Blätterauflage eignet sich der Dreiecktuchverband sehr gut. Am besten nehmen Sie ein quadratisches Tuch mit der Seitenlänge von ca. 80–100 cm und schneiden es diagonal durch, so erhalten Sie 2 Dreiecktücher.

Selbstverständlich können Sie auch andere Tücher oder Verbände anlegen. Ich will Ihnen hier nur zeigen, wie man das Dreiecktuch verwenden kann.

Beachten Sie aber immer, dass ein Verband nicht zu fest angelegt wird, damit die Blutzirkulation nicht behindert wird.

Verbandsarten

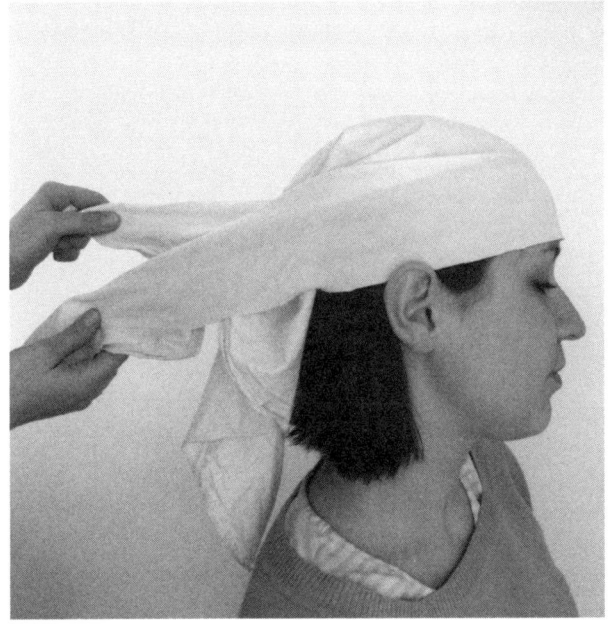

Kopfverband mit Dreiecktuch

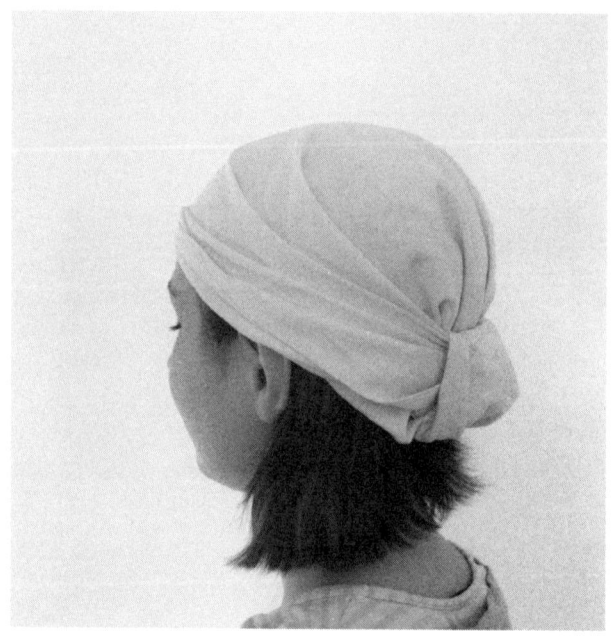

Kopfverband mit Dreiecktuch

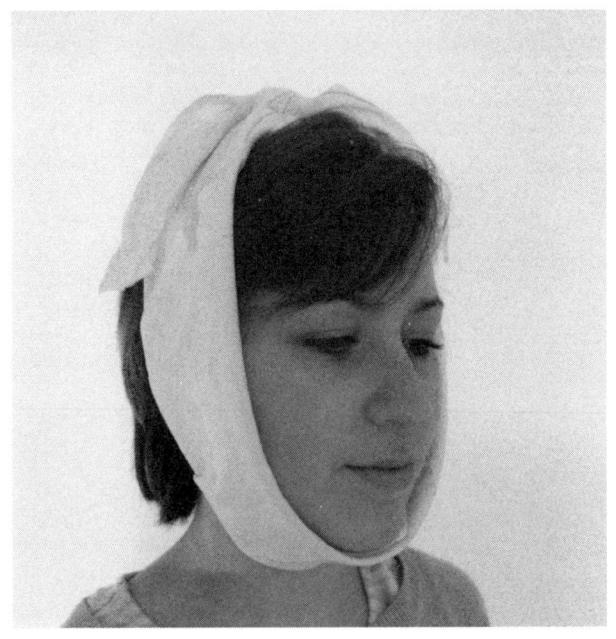

Kinnverband mit Dreiecktuch

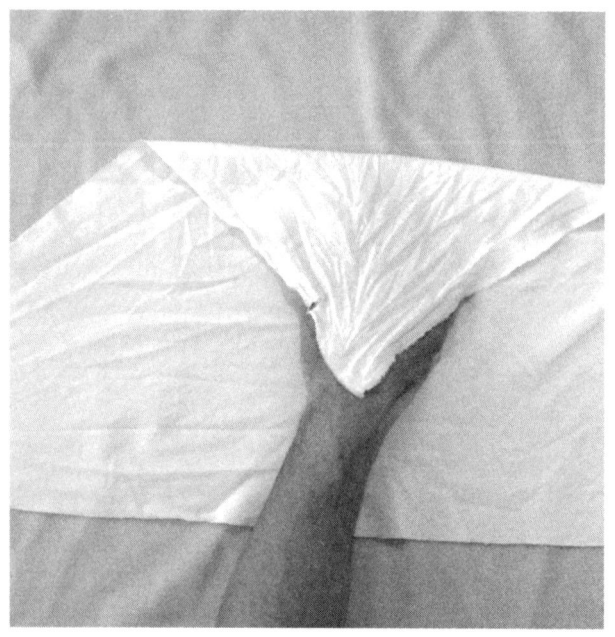

Handverband

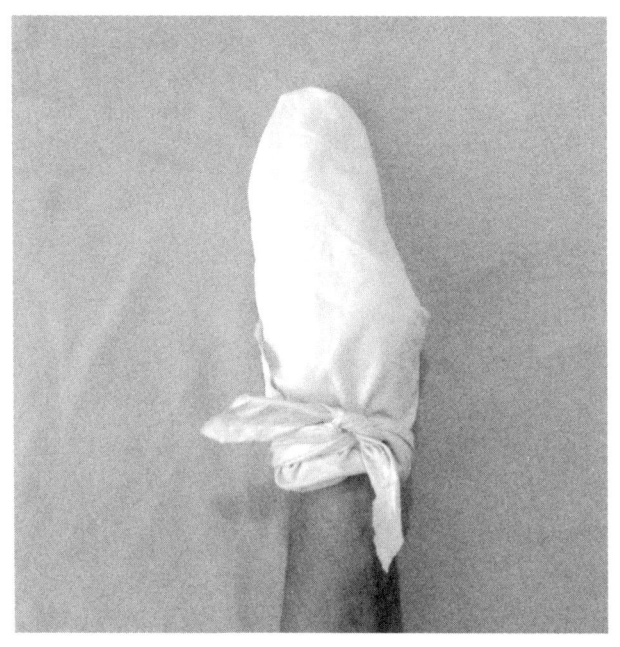

Handverband

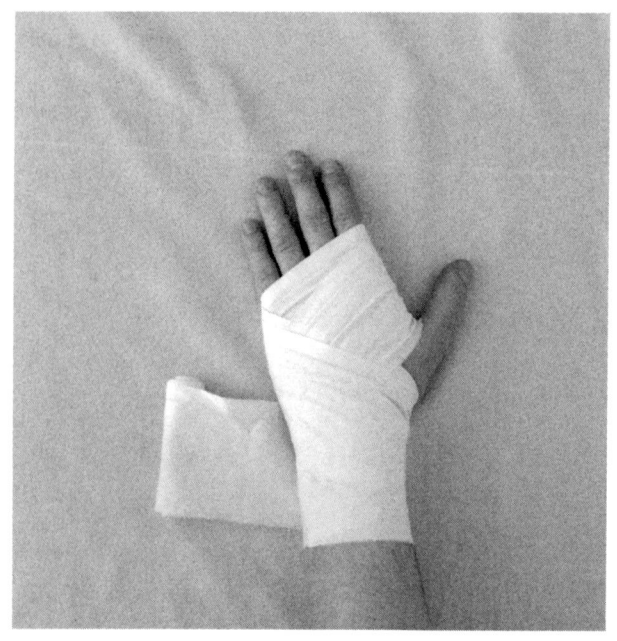

Handverband (Binde)

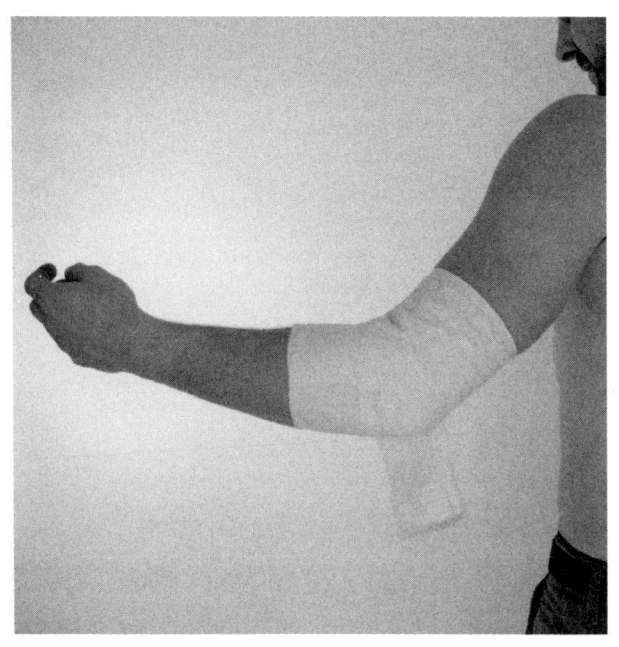

Ellenbogenverband (Binde)

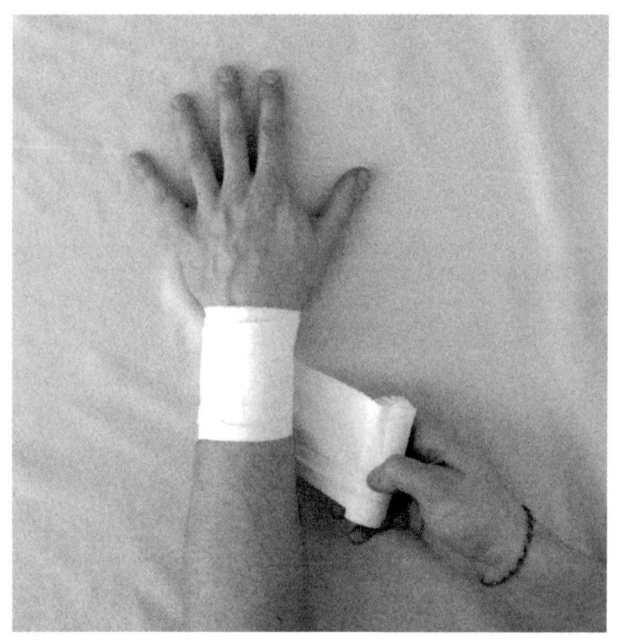

Armverband (Binde)

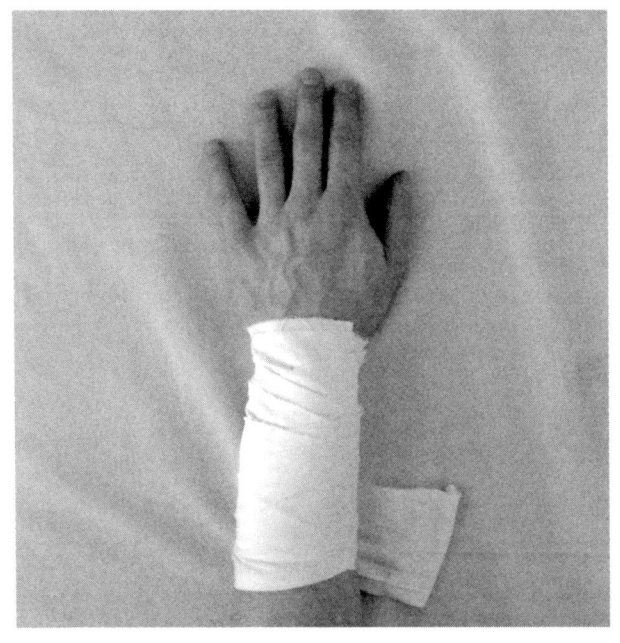

Armverband (Binde)

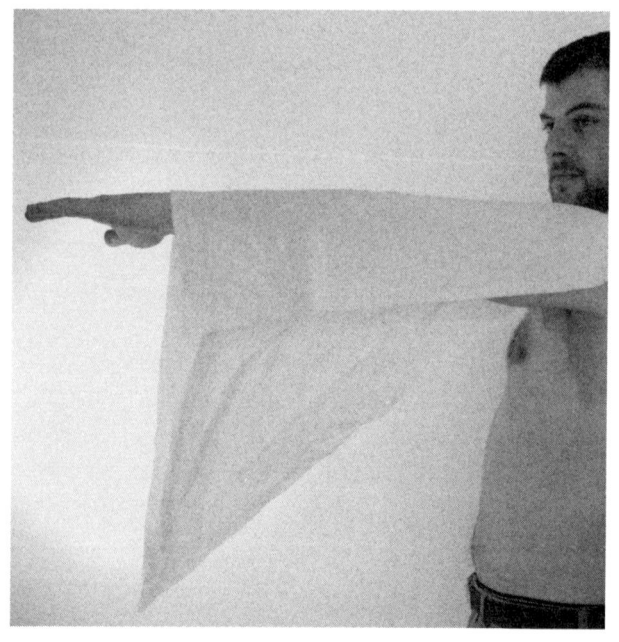

Armverband

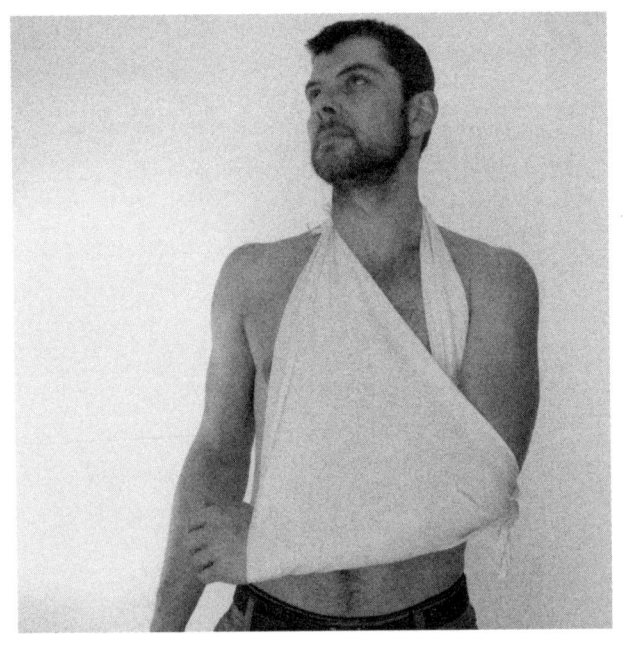

Armtragetuch (auch zur Ruhigstellung)

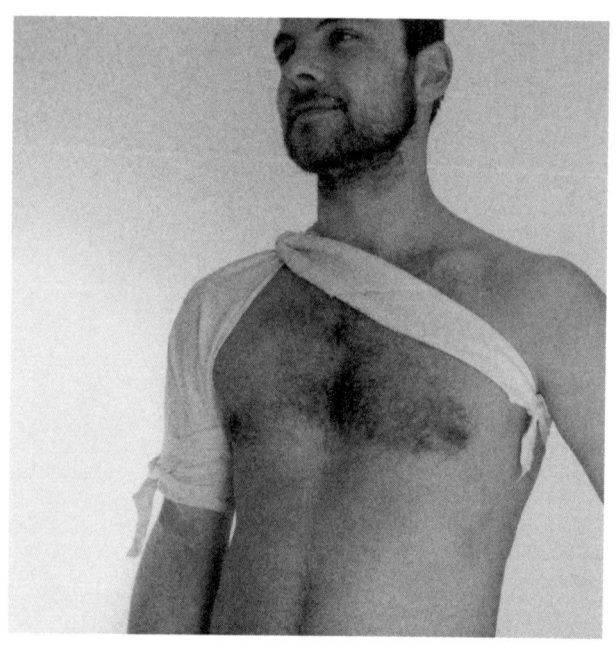

Schulterverband (2 Dreiecktücher)

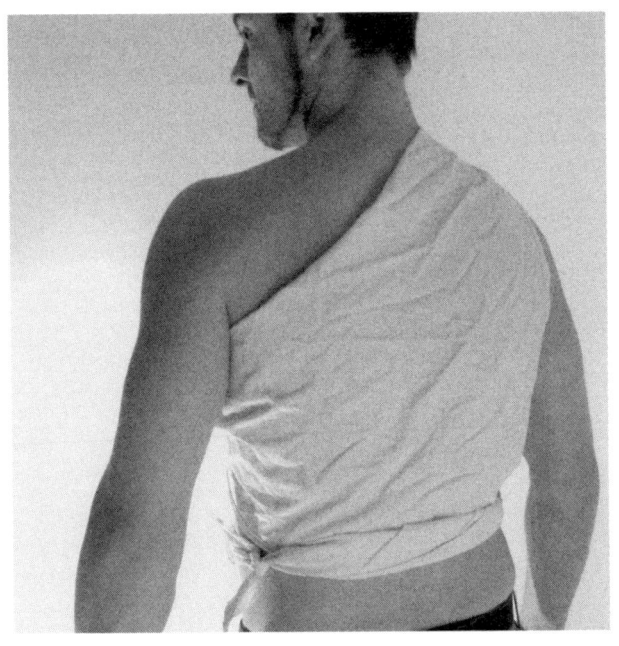

Rücken- oder Brustverband (2 Dreiecktücher)

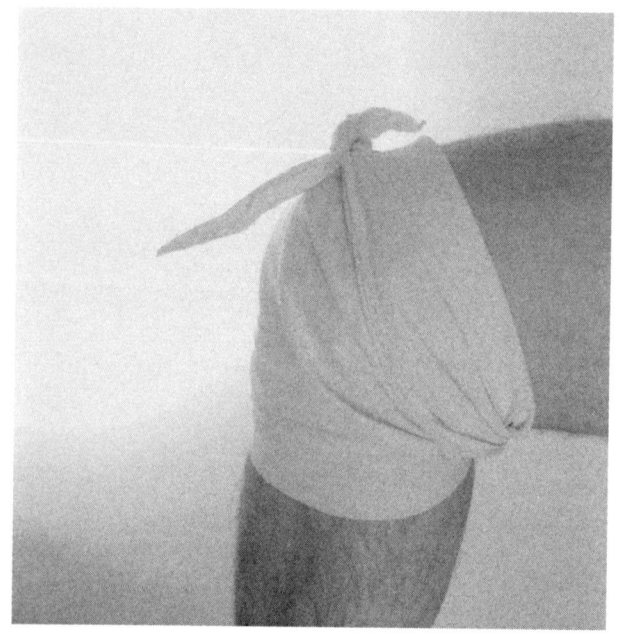

Knieverband

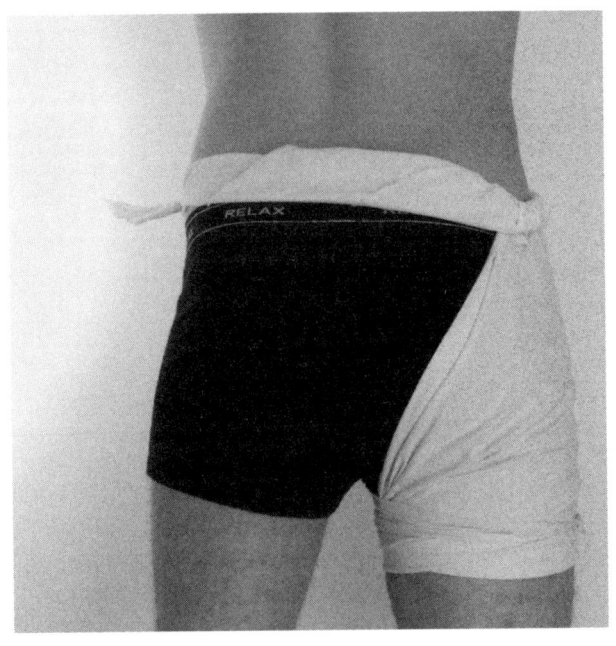

Hüftverband (2 Dreiecktücher)

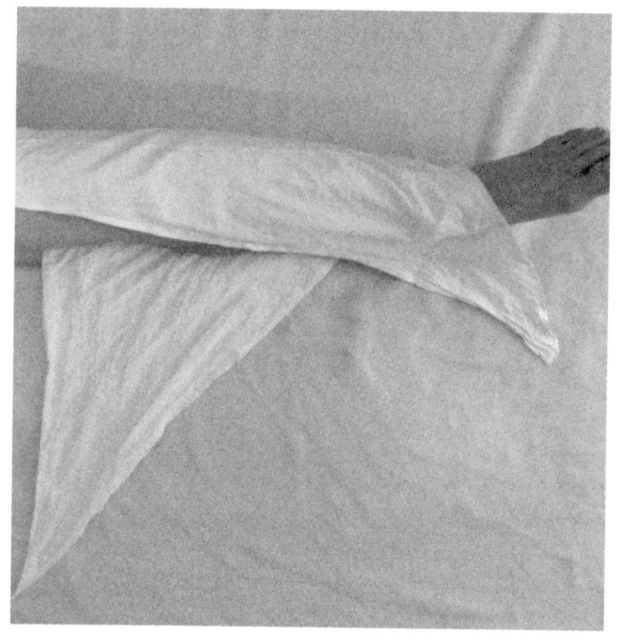

Beinverband

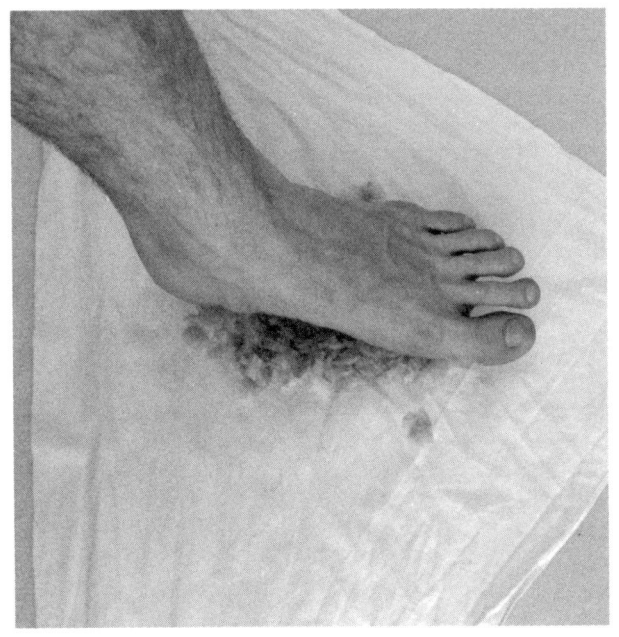

Fußverband

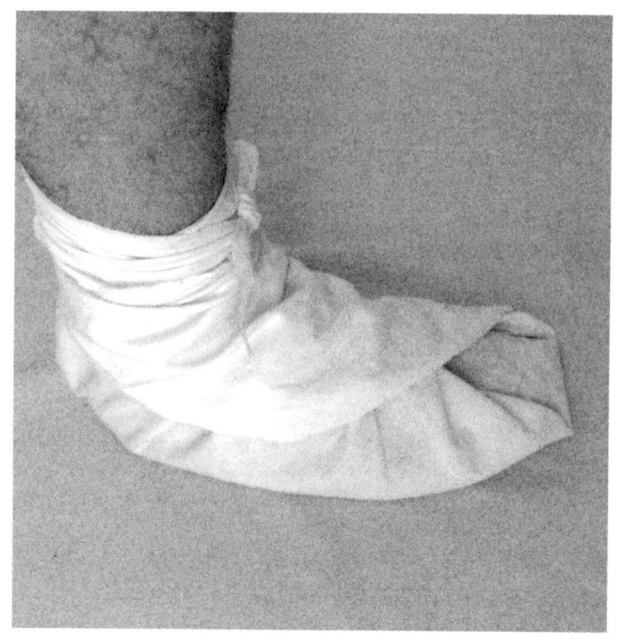

Fußverband

Beinwell-Badezusatz (für Vollbad)

½ kg Beinwell-Blätter (frisch oder getrocknet) wird über Nacht in ca. 5 l Wasser kalt angesetzt. Am nächsten Tag wird der Ansatz bis zum Sieden erhitzt und die Flüssigkeit dem Badewasser beigegeben. Für ein Sitzbad verwendet man die halbe Menge.

Beinwell-Salbe (nach einem weit verbreiteten, uralten Hausrezept)

Ca. 200–250 g Wurzeln werden gut gereinigt und fein zerkleinert (durch die Fleischmaschine drehen) und in ca. 250 g reinem Schweinedarmfett kurz ausgebraten. Über Nacht stehen lassen, am nächsten Tag anwärmen, durch ein Tuch seihen und auspressen. Die Salbe in reine Gefäße (Glas, Porzellan etc. – **kein Metallgefäß!**) abfüllen und im Kühlschrank aufbewahren!
Diese Salbe eignet sich hervorragend für die Wundbehandlung, Venenentzündungen u. Ä. Sie wird heute noch häufig im bäuerlichen Lebensbereich verwendet.
Anmerkung: Diese Salbe sollte immer frisch erzeugt werden und (auch im Kühlschrank) nicht älter als max. 3 Monate werden.
Verweisen möchte ich hier auch auf die im Handel erhältlichen **rein biologischen Beinwell-Präparate**, vor allem auf die **Beinwell-Nährcreme**, welche nach

einem speziellen Verfahren hergestellt wird und eine sehr lange Wirkungsdauer (mind. 1 Jahr) hat.

Beinwell-Tinktur
(aus den frischen Wurzeln)

Die Wurzeln werden gut gereinigt, klein geschnitten und in eine Flasche gefüllt, mit Kornbranntwein (30–40 Vol. %) übergossen und in einen temperierten Raum gestellt. Der Kornbranntwein muss die Wurzeln überdecken. Nach ca. 14 Tagen ist die Tinktur gebrauchsfertig.

Beinwell-Tinktur
(aus den getrockneten Wurzeln)

Ca. 100 g fein gemahlene Wurzeln werden mit 1 l Kornbranntwein (30–40 Vol. %) in eine Flasche gefüllt, in einen temperierten Raum gestellt und täglich mehrmals geschüttelt. Nach ca. 14 Tagen ist die Tinktur gebrauchsfertig.

Beinwell-Wein

Ca. 100 g gut gereinigte Wurzeln werden sehr fein geschnitten und in 1 l gutem Rotwein angesetzt. In der 1. und 2. Woche täglich leicht schütteln und dann stehen lassen. Nach ca. 6 Wochen ist der Wein trinkfertig. Er ist unter anderem ein gutes Mittel bei Lungenleiden.

Beinwell-Honegar
(Beinwell-Honig-Essig)

Der Name „Honegar" setzt sich zusammen aus den Namen der Ingredienzien Honey und Vinegar und kommt aus der englischen Sprache. Tatsächlich ist diese Mixtur ein ganz einfaches, jedoch sehr wirksames Hausmittel und in vielen Ländern in Apotheken oder Drogerien zu haben. In seinem Buch „Vermont Folk Medicine" berichtet Dr. D. C. Jarvis, wie Menschen und Tiere gesünder wurden, wenn sie durch eine säuerliche Diät Säure zu sich nahmen. Er beschrieb die Probleme des Körpers zur Aufrechterhaltung eines richtigen Säuregleichgewichts, wenn alkalische Seifen und andere Reinigungsmittel den Körper angreifen.

Wir wissen, dass bereits im Altertum und auch im Mittelalter Essig ein beliebtes Mittel zur Erhaltung der Gesundheit war.

Nun hat es sich gezeigt, dass diese Honegar-Mischung, mit Beinwell verstärkt, ganz unglaublich wirkt: bei körperlicher Schwäche, Kränklichkeit, stressgeplagten Personen u. Ä. Als Kur nimmt man 1–2 Teelöffel Honegar auf ein Glas Wasser täglich. Vor Gebrauch Honegar gut schütteln!

Honegar stellt man folgendermaßen her:
Nehmen Sie gleiche Mengen natürlichen (ungefilterten) Honig und Apfelweinessig. Erhitzen Sie sie zusammen und rühren Sie kräftig um, damit sich der Honig gut auflöst und nicht auf den Boden setzt. Dieser Mischung geben Sie auf 1 l ca. 100 ml Beinwell-Tinktur bei und schütteln gut durch. Beinwell-Honegar ist gebrauchsfertig!

Mit diesen hier angegebenen Beinwell-Produkten haben Sie die Möglichkeit, bei sehr vielen Krankheiten selbst positiv einzuwirken und zu Ihrer Gesundung beizutragen – was aber nicht heißen soll, dass Sie auf den Rat und vor allem auf die Diagnose des Arztes verzichten sollen. Ganz im Gegenteil, seien Sie davon überzeugt, die Ärzte kennen Beinwell und kein Arzt wird Sie davon abhalten, bei der Behandlung einer Krankheit positiv mitzuwirken. Das Gleiche gilt natürlich auch für den Heilpraktiker und ich kenne eine ganze Reihe von ihnen, die in ihrer Praxis Beinwell-Produkte mit großem Erfolg verschreiben.

Zu beachten: Pflanzliche, homöopathische Medikamente sollten Sie lange im Munde behalten, um sie gut einzuspeicheln, und nicht unmittelbar vor oder nach dem Essen einnehmen. Zur Herstellung und

Aufbewahrung verwenden Sie kein Metallgeschirr! Emailliertes Geschirr (zum Kochen oder Erhitzen) ist natürlich erlaubt!

Ratschläge für die Anwendungsmöglichkeiten von Beinwell-Produkten bei der Behandlung von Krankheiten

Woher kommt dieses Wissen?
1. aus der Befragung älterer Menschen, die Anwendungsmöglichkeiten von Beinwell noch kennen, also aus der Überlieferung;
2. aus der (leidvollen) Erfahrung an erlittenen Krankheiten;
3. aus den Berichten von Heilkundigen – Ärzten, Apothekern, Heilpraktikern, Homöopathen, Kräuterkundigen etc.;
4. aus Heilanzeigen und Erfahrungsberichten von Forschungsgesellschaften im In- und Ausland;
5. aus dem Studium der einschlägigen Fachliteratur.

Bevor die einzelnen Anwendungsmöglichkeiten besprochen werden, muss man noch eines wissen: Bei jeder Behandlung kann eine **Heilreaktion** auftreten.

So schreibt mir eine Heilpraktikerin, welche mit der Beinwell-Nährcreme sehr gute Erfolge erzielt hat:
„Wichtig ist es, den Patienten mitzuteilen, dass nach den ersten Anwendungen evtl. eine geringe Hautreizung (wie eine Nässung oder ein Brennen) auftreten kann, die als Heil-Reaktion zu werten ist."

Sollte eine sogenannte Erstverschlimmerung auftreten, so lässt man diese abklingen und führt die Behandlung (evtl. mit geringerer Dosis) fort.

Eine Heilreaktion sollte niemals unterdrückt werden – besonders bei Hautkrankheiten kann dies ein Zeichen dafür sein, dass nun eine Heilung beginnt.

Unterstützen Sie diese Heilreaktion durch Anwendung von Beinwell-Bädern, Umschlägen etc.

Und noch etwas: **Spontanheilungen** sind selten – der Patient muss also Geduld üben.

Beinwell-Ohrkerzen

Wohltuend, befreiend, entspannend. **Keine Gewöhnung.**

Die Ohrkerze ist ein uraltes Heilmittel der Indianer. Sie wurde von uns langzeitlich getestet und mit Beinwell versetzt. Es hat sich gezeigt, dass die Ohrkerze mit Beinwell (+ Honig, naturbelassenem Bienenwachs und weißem Wachs) aufgegossen auf reines Leinengewebe ganz erstaunliche Wirkung zeigt bei:

- Nasen-Ohren-Krankheiten
- Erkältungskrankheiten
- Stirnhöhlenkatarrh
- Heuschnupfen
  (chronischer Schnupfen)
- Kopfschmerzen (chronisch)
- Schlaflosigkeit
- Beschwerden infolge von Luftverschmutzung

Die Anwendung ist fast immer erfolgreich, absolut gefahrlos und ohne Nebenwirkungen!

So wird es gemacht:
1. Der Patient liegt seitlich mit dem zu behandelnden Ohr nach oben, so, dass die Ohrkerze senkrecht an die Ohröffnung (Hörkanal) angesetzt werden kann.
2. Zünden Sie eine Ohrkerze an dem der Schrift gegenüberliegenden Ende an.
3. Setzen Sie die Kerze so an, dass das Ende mit der Schrift (Alu-Röhrchen innen) in das Ohr gesteckt wird und es so gut wie möglich abdichtet. Achten Sie dabei darauf, dass Sie die Ohrkerze nicht knicken oder zusammendrücken!
4. Halten Sie die Kerze im Schriftbereich mit Daumen und Zeigefinger.
5. Lassen Sie die Ohrkerze bis ca. 1 cm vor der Schrift abbrennen.
6. Nehmen Sie die Ohrkerze vorsichtig ab und löschen Sie sie in einem bereitgestellten Wassergefäß!
7. Therapieren Sie immer beide Ohren!
8. Nach der Behandlung wird das Ohr von Rückständen (gelbes Mehl) gereinigt und der Patient soll einige Minuten ruhen.
9. Bei akuten Fällen sollen Sie mehrere Tage bis 1 Woche täglich eine Behandlung durchführen. Zur Vorbeugung bzw. zur Revitalisierung mehrere Wochen hindurch je eine Behandlung wöchentlich.
10. Die Ohrenkerzen wurden handgefertigt – kleine Unterschiede in Länge, Farbe etc. sind daher möglich – funktionell ohne Bedeutung!

Anwendungsmöglichkeiten von Beinwell bei Krankheiten

Allergien

Bei Allergien aller Art hat vielfach die Einnahme von Beinwell-Honegar geholfen. Weiters ist die Einreibung mit Beinwell-Nährcreme zu empfehlen.

Altersjucken

Beinwell-Honegar in Verbindung mit Einreibung der juckenden Hautpartien mit Beinwell-Tinktur.

Alterungserscheinungen

Junge Beinwellblätter einweichen, die angefeuchteten Blätter entsaften und täglich einen Schluck trinken. Gut verschlossen im Kühlschrank aufbewahren! Begrenzte Haltbarkeit!

Amputationsschmerzen

Beinwell-Breiauflagen über Nacht. Tagsüber mit Beinwell-Tinktur einreiben. Auch Beinwell-Bäder (3x wöchentlich) sind sehr hilfreich. Offene Stellen durch das Tragen von Prothesen heilen ebenfalls durch Beinwell ab.

Arthritis, Arthrose

Gerade bei diesen Krankheitsformen zeigt Beinwell seine enorme Kraft. Breiauflagen während der Nacht, Einreibungen mit Beinwell-Salbe, Beinwell-Nährcreme und / oder Beinwell-Tinktur, zusammen mit Beinwell-Tee (3–4 Tassen über den Tag verteilt trinken) oder Honegar, bringen sicher eine Erleichterung, oftmals auch eine Heilung.

Bandscheibenschäden, -beschwerden

Hier sind auf jeden Fall Beinwell-Vollbäder bzw. Sitzbäder zu nehmen. Unterstützt wird diese Bäderkur durch Breiauflagen und Einreibungen mit Beinwell-Tinktur.

Beinhautentzündungen

Hier sollten Sie warme Beinwell-Breiauflagen aus der Wurzel anwenden.

Blutergüsse

Einreiben mit Beinwell-Tinktur, mehrmals täglich.

Blutharnen

Auf den Tag verteilt, schluckweise ca. ½ l Beinwell-Tee (aus der Gesamtdroge) trinken.

Blutungen

Bei inneren Blutungen (Magen, Darm) wie bei Blutharnen. Bei äußeren blutenden Wunden wirkt eine Beinwell-Breiauflage.

Bronchialkatarrh

Beinwell-Wurzel-Tee, 2–4 Tassen, tagsüber schluckweise trinken.

Brüche

Bäder und Einreibungen sind angebracht. Natürlich können Sie auch Breiauflagen machen.

Darmentzündungen

Bei Darmentzündungen aller Art nehmen Sie am besten den Beinwell-Wurzeltee, 2–4 Tassen auf den Tag verteilt, schluckweise (wenn möglich warm) trinken.

Während der Vegetationszeit kann man auch täglich ein- bis dreimal ein kleines Stück (1–2 cm lang) gut gereinigte Wurzel im Mund zerkauen. Dabei entsteht eine schleimige Masse (Brei), welche dann geschluckt wird. Sie können aber auch während der Nicht-Vegetationszeit die Wurzel direkt verwenden. Nehmen Sie einen Teelöffel voll Wurzelpulver in den Mund, speicheln ihn gut durch und warten Sie, bis ein Brei entstanden ist, der dann geschluckt wird.

Diabetes

Die Zuckerkrankheit gehört zu den meist verbreiteten Krankheiten und ist sicher auch eine Wohlstandskrankheit. Bei allen Kuren und Behandlungsarten wird daher auch auf eine Herabsetzung des Körpergewichtes zu achten sein. Beinwell hat auch bei dieser Krankheit schon Erstaunliches zuwege gebracht. Behandeln Sie wie bei Darmentzündungen!

Hier dürfte die Wirkung der Pflanze auch dadurch zu verstehen sein, dass sie neben den bereits angeführten Wirkstoffen auch **Insulin** produziert.

Durchfall

Da Beinwell sehr positiv auf das Magen- und Darmsystem einwirkt, hilft es auch bei akutem und chronischem Durchfall. Es ist sattsam bekannt, wie wichtig ein gutes Funktionieren des Magen-Darmsystems für das allgemeine Wohlbefinden ist und dass das Nichtfunktionieren eine Reihe anderer Krankheiten auslösen kann, wie: Herzstörungen, Schlaflosigkeit, Blutdruck, Verkalkung, Schwindelanfälle etc. Behandlung wie bei Darmentzündung!

Ekzeme

Bei Ekzemen sollte man Beinwell innerlich und äußerlich einsetzen. Innerlich zur Blutreinigung (Beinwell-Honegar oder Tee-Kur) und äußerlich mit Beinwell-Salbe oder noch besser mit Beinwell-Nährcreme behandeln.

Eine Heilpraktikerin schreibt: „Ein seit ca. 2 Jahren bestehendes Ekzem unter dem Fuß (links), stark juckend, ist in dieser kurzen Zeit (2 Wochen) fast abgeheilt. Was ich von der ersten Anwendung an (sie verwendete Beinwell-Nährcreme) als außerordentlich wohltuend empfunden habe, war das sofortige Nachlassen des Juckreizes. Anfangs war die Anwendung noch mehrmals täglich erforderlich, inzwischen reicht die Eincremung einmal am Tage aus."

Fersenrisse

Hier sind Beinwell-Fußbäder sehr zu empfehlen, verbunden mit einer Beinwell-Salben-Behandlung.

Frostbeulen

Behandlung wie bei Fersenrissen!

Fußpilz

Es ist beinahe unglaublich, wie bei diesem Leiden Beinwell hilft. Menschen, die jahrelang an dieser Erkrankung litten, wurden oftmals schon nach einigen Anwendungen von ihr befreit.

Meist genügt eine Behandlung mit der Beinwell-Salbe oder Beinwell-Nährcreme. Fußbäder oder Waschungen mit Beinwell unterstützen den Heilungsverlauf. Sollte sich der Pilz bereits über Füße, Leisten und noch entferntere Köperstellen ausgebreitet haben, so ist ein Sitz- oder auch ein Vollbad zu empfehlen. Zuerst baden, nach 1–2 Stunden die befallenen Stellen gut eincremen.

Gerstenkörner

werden am besten durch die Verwendung von Beinwell-Nährcreme behandelt. Täglich mehrmaliges Eincremen ist notwendig!

Geschwüre

Bei Geschwüren jedweder Art sind Beinwell-Bäder und Beinwell-Breiauflagen zu empfehlen.

Gesichtsrose

Waschungen mit lauwarmem Beinwell-Tee aus der Wurzel. Breiauflagen (Gesichtsmasken) helfen.

Gicht

Siehe Rheuma!

Gürtelrose

Siehe Gesichtsrose!

Haarausfall

Erfolge zeigten sich auch bei Verwendung von Beinwell als Haarwuchsmittel, besonders nach durch Krankheit entstandenem Haarausfall. Geben Sie der Kopfwäsche etwas Beinwell-Tinktur bei und massieren Sie die Kopfhaut kräftig! Kahle Stellen werden mit der Tinktur eingerieben!

Hautentzündungen

Bei Hautentzündungen empfiehlt es sich, neben der äußerlichen Behandlung eine Tee- und oder auch eine Honegar-Kur zu machen. Es hat sich gezeigt, dass Beinwell besonders wirkt, wenn es zugleich äußerlich und innerlich angewendet wird.
 Äußerlich sind Beinwell-Bäder und anschließend Behandlungen mit Beinwell-Salbe oder Beinwell-Nährcreme durchzuführen.

Heuschnupfen

Tee-Trinkkur aus dem Wurzeltee hilft auch hier.

Knochenentzündungen, Knochenerweichungen, Knochenschmerzen

Bei allen diesen und ähnlichen Knochenbeschwerden bringt Beinwell sicher Linderung und sehr oft auch Heilung. Dieser Fähigkeit, bei Knochenerkrankungen heilend zu wirken, verdankt die Pflanze ihre Namen wie: Beinwell, Beinwurz, Beinheil.

Knochenbrüche

Hier kann man wirklich von einer „Wunderdroge" sprechen.

Dabei ist auch hier die Anwendung denkbar einfach. Nehmen Sie wöchentlich 1–2-mal ein Beinwell-Bad. Dazwischen machen Sie Beinwell-Breiauflagen aus dem Wurzelbrei und reiben täglich mehrmals mit der Tinktur ein. Eine Tee- oder Honegar-Kur sollte parallel dazu als innere Anwendung laufen.

Krampfadern

Auch bei diesem Leiden leistet die Beinwellpflanze Ungewöhnliches. Warme Breiumschläge aus der Wurzel, zusammen mit einer Tee-Kur helfen, die Beschwerden zu lindern. Mehrmalige Verwendung der Beinwell-Salbe bei Tag und bei Nacht ist imstande, Krampfadern zurückzubilden.

Lungenkrankheit
(Lungenentzündung, Tbc)

Breiauflagen über die Brust aus der Gesamtdroge oder aus der Wurzel, zusammen mit der Verabreichung von Beinwell-Tee. Die Breiauflagen gut warm auflegen, 1–2-mal am Tag wechseln (erneuern)!

Magenkatarrh und Magengeschwür

2–4 Tassen Wurzeltee auf den Tag verteilt, warm getrunken (Thermosflasche!), bringen auf jeden Fall Linderung, meist auch eine echte und andauernde Heilung.

Menstruationsstörungen

Eine Beinwell-Kur (Tee aus der Gesamtdroge) über einen längeren Zeitraum anwenden.

Nagelerkrankungen, Nagelbettentzündungen, brüchige Nägel

Fuß- oder Handbäder mit Wurzelbad (20–30 Min. Dauer), Weiterbehandlung mit Wurzelbreiauflage, auch während der Nacht (Socken, Handschuhe, Fingerlinge etc.). Tagsüber mehrmaliges Eincremen mit Beinwell-Salbe oder mit Beinwell-Nährcreme. Natürlich ist es mit einer einmaligen Behandlung meist nicht getan, die Behandlung muss über längere Zeit erfolgen.

Narbenschmerzen

Mehrmals täglich mit Beinwell-Tinktur behandeln. Auch die Behandlung mit Beinwell-Salbe bringt häufig eine baldige Besserung.

Nasenerkrankungen

Bei Nasenentzündungen sind neben der Ringelblumen-Creme und der Ringelblumen-Tinktur auch die Beinwell-Creme und die Beinwell-Tinktur von großer Hilfe.

Bei Nasenerkrankungen besteht aber immer die Schwierigkeit, wie bringe ich das Medikament in die höher gelegenen Nasenräume. Aus diesem Grunde möchte ich es nicht versäumen, Sie mit einer ganz einfachen, aber überaus wirksamen Heilmethode bekannt zu machen. Bei dieser Methode bringen Sie auch den Beinwell-Tee oder die verdünnte Tinktur in den Nasenraum.

Wenn Sie die Beinwell-Tinktur verwenden, mit Wasser allein oder mit Salzwasser, so geben Sie in den Behälter ca. 20 Tropfen der Tinktur.

Ich möchte noch einmal die Autoren des Buches „Bittere Pillen" zitieren. Sie schreiben zum Kapitel „Medikamente gegen Schnupfen" unter anderem:

„Schon die Spülung mit einprozentiger Kochsalzlösung ist oft hilfreich. Ein Gramm Speisesalz in 100 cm^3 (= 1 Deziliter Wasser) aufgelöst und mit einer Plastik-Spritze ohne Nadel in die Nase geträufelt, kann sehr wirkungsvoll sein (bei Kleinkindern: 5-mal täglich 3–5 Tropfen). Wenn die verwendete Lösung nicht mehr als ein Prozent Salz enthält, ist sie harmlos – sie kann allerdings ein Brennen in der Nase verursachen." Und weiter schreiben die Autoren: „Hat man einmal Nasentropfen zu lange verwendet, ist es sehr schwer, von ihnen loszukommen. Sobald man mit dem

Einträufeln aufhört, schwellen die Schleimhäute stark an. Es gibt zwei Möglichkeiten der ‚Entwöhnung':
- Man setzt die Behandlung in nur einem Nasenloch so lange fort, bis die Schwellung im anderen abgeklungen ist. So kriegt man immer Luft.
- Man behandelt die Schleimhäute einige Zeit statt mit den bisherigen Tropfen mit einprozentiger Salzlösung."

Eine Nasendusche ermöglicht eine einfache, sehr wirksame **Naturheilmethode ohne Medikamente,** wird von Ärzten und Heilpraktikern empfohlen und hilft gegen:
Nasen-Krankheiten
Erkältungskrankheiten
Stirnhöhlenkatarrh
Heuschnupfen (chronischer Schnupfen)
Kopfschmerzen (chronisch)
Schlaflosigkeit
Beschwerden infolge von Luftverschmutzung

Die ideale Therapie und Vorbeugung gegen Erkältungskrankheiten!
Mit **Wasser und etwas Salz** wird die Nase wieder frei, Ihr Wohlbefinden wird wiedererlangt und gesteigert.
Die Anwendung ist so einfach wie das Zähneputzen – jedoch noch wichtiger!
Wasser und Salz waren schon immer ein wirksames Heilmittel und die Forderung nach Reinhaltung der Nase durch konsequente Nasenpflege (Spülung der

Nase mit Salzwasser) finden wir in der medizinischen Literatur immer wieder.

Bitte beachten Sie die exakte Gebrauchsanweisung und die spezielle Anweisung Ihres Arztes oder Heilpraktikers!

Nervenschmerzen

(nach Verletzungen, Amputationen u. a.) Siehe Amputationsschmerzen!

Nierenerkrankungen

Bei diesen Erkrankungen wirken oftmals einige Sitzbäder mit Beinwell Wunder, besonders dann, wenn sie mit einer Trinkkur mit Beinwell-Tee kombiniert werden. Tee reichlich, 4–5 Tassen auf den Tag verteilt, trinken (Thermosflasche!).

Oberschenkelgeschwüre

Sitzbäder mit Beinwell, zwischendurch täglich 1–2-mal behandeln mit Beinwell-Salbe. Natürlich kann auch anstatt des Bades eine Beinwell-Brei-Auflage angewendet werden.

Parodontose (Zahnlockerung)

Auch hier zeigt sich Beinwell in seiner ganzen Großartigkeit. Viele Menschen könnten noch ihre eigenen Zähne haben, hätten sie von Beinwell gewusst und es rechtzeitig angewendet. Dabei ist die Anwendung hier denkbar einfach. Nach jedem Zähneputzen ½ Stunde warten, dann einen kleinen Schluck der Beinwell-Tinktur in den Mund nehmen, gut einspeicheln und möglichst lange im Mund behalten, dann schlucken – sehr gesund für Magen und Darm.

Schon nach den ersten Anwendungen werden Sie merken, dass sich das Zahnfleisch strafft und eine gesunde Farbe bekommt.

Psoriasis (Schuppenflechte)

Bevor ich auf diese Krankheit eingehe, möchte ich vorerst einiges allgemein über die Hautkrankheiten sagen, im Hinblick auf die Behandlung mit Beinwell.

Beinwell hat aufgrund seiner Wirkstoffe die Fähigkeit, die Gewebserneuerung einzuleiten und eine einzigartige Wirkung auf das Zellwachstum auszuüben. Die Wundheilung (Granulation) und die Bildung des obersten Zellschichtgewebes (Ephithelisierung) grenzen ans Unglaubliche. Aus diesen Gründen eignet sich Beinwell ganz besonders zur Behandlung von Hautschäden jeder Art sowie auch zur Pflege der gesunden Haut. Natürlich wissen wir, dass es eine ganze Reihe von Hautkrankheiten gibt, deren Ursache oft schwer, wenn überhaupt feststellbar ist. Aus diesem Grunde versuchen Hautkranke alle nur erdenklichen Medikamente und Salben, um von ihren Leiden befreit zu werden.

Versuchen Sie einmal „Beinwell"!

So schreibt eine Heilpraktikerin über die Wirkung der Beinwell-Nährcreme: „Die von Ihnen angegebene Wirkung auf die Nerven (in meinem Fall Hautnerven) und das Bindegewebe kann ich bestätigen. Die zuvor sehr schuppende, verhornte Epidermis hat sich fast wieder normalisiert. Da ich in der Zwischenzeit sehr viele Therapien wegen dieses sehr unangenehmen Ekzems angewendet habe, keine jedoch mit einer auch nur annähernd solchen positiven Wirkung, bin ich sehr überrascht über die Beinwell-Creme-Wirkung."

Ein Herr, dem ich die Beinwell-Nährcreme empfohlen habe, schreibt: „... habe ich mit der Beinwell-Nährcreme eine abschuppende Stelle an den Nasenflügeln seit mehreren Wochen täglich eingerieben. Trotz vieler Anwendungen von Präparaten, die Fachärzte verordneten, war keine Besserung zu verzeichnen. Mit der Beinwell-Salbe konnte ich nach ca. 3-wöchigem Gebrauch ein völliges Verschwinden der abschuppenden Stellen feststellen. Ich verwende die Beinwell-Creme auch als Ersatz für alle anderen Cremen mit weitaus besserem und pflegenderem Erfolg." Mit der Veröffentlichung positiver Zuschriften könnte man auch ein Buch füllen. Dies ist aber nicht meine Absicht. Ich will Sie nur mit einer äußerst wertvollen, leider fast vergessenen Droge bekannt machen.

Wie ich bereits erwähnt habe, hat mir und Mitgliedern meiner Familie in einigen Fällen Beinwell sehr geholfen. Dies ist mit ein Grund, warum ich dieses Büchlein schreibe.

Zurück zu den Hautkrankheiten und zur weit verbreiteten

Psoriasis
Es gibt eine Reihe von Erfolgsberichten, die zeigen, dass bei Schuppenflechte und anderen Hautkrankheiten die Einreibung mit Beinwell-Salbe oder Beinwell-Nährcreme, mehrmals täglich, allein schon geholfen hat. Ich meine aber, dass man zu einem schnelleren Erfolg kommt (besonders bei schweren, hartnäckigen Fällen), wenn man Beinwell zusätzlich auch innerlich anwendet und die Creme-Behandlung durch Beinwell-Bäder und/oder Breiauflagen unterstützt.

Ich schlage daher vor:
1. Verwenden Sie während der Behandlungszeit keine parfümierten Seifen, sondern nur eine neutrale Seife (Terpentin Kernseife), keine Badezusätze außer Beinwell, keine Körpersprays, keine kosmetischen Präparate etc.
2. Nehmen Sie Beinwell-Bäder (Arm-, Fuß-, Sitz- oder Vollbäder, je nach befallener Körperstelle). Sitz- und Vollbäder 2–3-mal wöchentlich, Arm- oder Fußbäder können Sie täglich nehmen.
3. Zu den Bädern oder auch anstatt der Bäder sind Breiauflagen aus der Wurzel an besonders stark befallenen Stellen sehr zu empfehlen.
4. Cremen Sie die befallenen Körperstellen täglich mehrmals mit Beinwell-Salbe oder Beinwell-Nährcreme ein.
5. Machen Sie während der Behandlungszeit eine Beinwell-Tee-Kur oder
6. eine Honegar-Kur, um den Säurehaushalt in Ordnung zu bringen.

Querschnittlähmung

Frau Maria Treben schreibt in ihrem Buch „Gesundheit aus der Apotheke Gottes": „Ich möchte besonders darauf hinweisen, dass selbst bei Querschnittlähmungen diese Breiumschläge mit Beinwurzmehl Erleichterungen bringen können." Sie hat ganz bestimmt recht.

Erleichterungen bringen in diesen Fällen aber auch Beinwell-Bäder und -Einreibungen.

Quetschungen

Behandelt man am besten mit Einreibungen mit der Beinwell-Tinktur. Täglich mehrmals kräftig einreiben!

Rheuma

Rheuma wird vielfach als Volkskrankheit Nr. 1 bezeichnet. Es ist fast nicht zu glauben, wie viele Menschen unter dieser Krankheit leiden. Bei Rheuma und Gicht helfen Beinwell-Bäder (Sitz- oder Vollbäder) sehr schnell, besonders dann, wenn man die Bäderkur mit täglich mehrmaliger Einreibung mit der Beinwell-Tinktur unterstützt. Auch hier zeigt die Beinwell-Pflanze ihre wunderbare Kraft. Es gibt Fälle, bei denen nur noch Beinwell hilft. Hier gibt es sogar Fälle von Spontanheilung bei Kranken, die vorher mit den „besten und teuersten Rheumamitteln" erfolglos behandelt wurden.

Im übrigen ist die Beinwell-Tinktur auch ein hervorragendes Einreibungsmittel bei **Rückenschmerzen, Hexenschuss und Ischias.**

Rippenfellentzündung

2–4 Tassen warmen Beinwellwurzel-Tee auf den Tag verteilt trinken. Warme Umschläge (Brust) aus dem Wurzelbrei unterstützen die Tee-Kur.

Ruhr

Siehe Darmentzündung!

Schleimhautentzündung

Bei Schleimhautentzündungen hat sich der Beinwell-Tee besonders gut bewährt. Tee aus der Wurzel, 2–4 Tassen warm auf den Tag verteilt trinken. Bei Entzündung in der Mundhöhle den Tee im Mund wirken lassen.

Sehnenscheidenentzündung

Mehrmals täglich mit Beinwell-Tinktur einreiben. Evtl. warme Wurzelbreiumschläge machen.

Skorbut

Beim Menschen eine Vitaminmangelkrankheit, die früher häufig auftrat, besonders auf Segelschiffen (Schiffskrankheit); heute selten. Wenn sie auftreten sollte, so behandelt man sie wie bei Magen- und Darmerkrankung!

Sodbrennen

Es lässt sich beheben durch das Kauen eines Stückchens Frischwurzel oder durch Einspeichelung von Wurzelmehl. Anschließend schlucken Sie den Brei.

Venenentzündungen

Man kann neben der Einreibung mit der Beinwell-Salbe oder Nährcreme der Venenentzündung auch mit Fußbädern aus der Wurzel und mit Wurzelbreiauflagen beikommen. Auch die Auflage von zerstoßenen Frischblättern haben schon oft geholfen.

Verbrennungen

Bei schweren Verbrennungen ist unbedingt der Arzt aufzusuchen. Bei leichten Verbrennungen, Verbrühungen und auch bei Sonnenbrand hilft die Beinwell-Salbe oder die Beinwell-Nährcreme.

Verrenkungen, Verstauchungen

Hier helfen Breiumschläge (warm aufgelegt) oftmals von einem Tag zum anderen. Auch Einreibungen mit der Beinwell-Tinktur zeigen meist ihre Wirkung sehr rasch. Wie ja Beinwell alle Leiden, die mit den Knochen direkt oder indirekt zu tun haben, rasch und positiv beeinflusst.

Warzen

Der Saft aus den frischen Stängeln der Pflanze ist in der Lage, Warzen zur Abheilung zu bringen.

Wunden

Bei Wunden und Verletzungen aller Art kann man mit der Beinwell-Tinktur viel erreichen.
 Eine Mullbinde wird mit Beinwell-Tinktur getränkt und auf die Wunde aufgelegt.

Wundfieber

Tee aus der Gesamtdroge oder aus der Wurzel, 2–4 Tassen warm auf den Tag verteilt trinken.

Zellgewebsentzündungen

Einreibungen mit der Beinwell-Tinktur.

Zwölffingerdarmbeschwerden

siehe Darmentzündungen!

Beinwell-Kosmetika

Da Beinwell einen ungemein günstigen Einfluss auf die Haut hat (Erneuerung des obersten Zellschichtgewebes), liegt es nahe, dass diese Pflanze auch hervorragend zur Herstellung von biologischen Kosmetika geeignet ist.

Beinwell-Gesichtswasser

Wir brauchen:
30 g Beinwell-Tinktur
70 g Rosenwasser
 3 Tropfen Rosenöl

Zuerst wird das Rosenöl in der Beinwell-Tinktur aufgelöst und dann mit dem Rosenwasser vermischt. Abfüllen in eine reine Flasche. Dieses herrlich duftende Gesichtswasser ist besonders zu empfehlen bei trockener Haut.

Beinwell-Gesichtscreme

Wir brauchen:
 5 g Bienenwachs
20 g Lanolin anhydrid (wasserfrei, kosmetische Qualität)

50 g Maiskeimöl
30 g destilliertes Wasser
10 g Beinwell-Tinktur
½ Kaffeelöffel Bienenhonig
5 Tropfen Latschenkieferöl

Je nach Geschmack können Sie natürlich anstatt des Latschenkiefernöles auch Thymian, Eucalyptusöl, Rosmarinöl oder andere ätherische Öle verwenden.

Die Zubereitung:
Bienenwachs und Lanolin werden zusammen geschmolzen. Danach fügen Sie das Maiskeimöl der Schmelze zu und erwärmen alles auf 60 Grad. Nun erwärmen Sie auch das destillierte Wasser auf 60 Grad und lösen darin den Honig auf. Dieser Lösung geben Sie die Beinwell-Tinktur bei und rühren alles gut durch. Jetzt nehmen Sie die Schmelze (Bienenwachs + Keimöl + Lanolin) vom Feuer und rühren die wässerige Lösung (dest. Wasser + Beinwell-Tinktur + Honig) langsam in die Schmelze ein. Verwenden Sie dazu einen elektrischen Küchenmixer auf der langsamsten Geschwindigkeitsstufe. Langsam weiterrühren, bis die Mischung nur noch warm ist. Nun rühren Sie das ätherische Öl in die Crememasse ein.

Beachten Sie!
Zur Herstellung und Aufbewahrung dieser Creme keine Metallgefäße verwenden! Emailliertes Geschirr ist erlaubt. Porzellangefäße sind am besten.

Wie Sie selbst beurteilen können, ist diese Creme rein biologisch, wird von jedem Hauttyp gut vertragen und eignet sich als Tages- oder Nachtcreme. Sie wirkt hautreinigend, hautstraffend und ist besonders für trockene oder gar schuppende Haut hervorragend geeignet. Ich habe dieses Rezept schon vielen Frauen gegeben und sie alle sind von der Qualität begeistert.

Auch auf dem Gebiet der Kosmetik geht man erfreulicherweise immer mehr zur „Kräuter-Kosmetik" über.

Beinwell in der Küche

Beinwell ist aber auch in der Küche gut zu verwenden und ich möchte nicht versäumen, einige Anregungen zu geben. Es ist selbstverständlich, dass man die jungen Beinwell-Blätter zu guten Salaten und Mischsalaten verwenden kann. Ebenso kann man aus diesen Blättern einen Spinat herstellen (bei der Brennnessel ist dies ja schon lange bekannt), welcher sehr wohl schmeckt.

Hier sind der Phantasie der Hausfrau keine Grenzen gesetzt.

Sehr alt ist auch die Beinwell-Omelette (Pfannkuchen). Frische junge Beinwell-Blätter werden in Omelettenteig gebacken.

Man kann auch allen Gemüsesuppen Beinwell beigeben, sowohl das Blatt als auch die klein geschnittene Wurzel.

Wie überhaupt zu sagen ist, dass die Zubereitung zu Salaten oder Mischsalaten das Beste wäre, da ja beim Kochen (Zerkochen) manche Wirkstoffe leiden.

Es gibt ja viele Möglichkeiten, die Pflanze roh einzunehmen, wie z. B. fein geschnittenes Blatt (auch getrocknetes) auf ein Butterbrot streuen u. a.

Ferner können Sie bei allen selbst erzeugten Brotarten – biologische Brote – etwas Beinwell-Mehl (aus Blatt-, Wurzel- oder Gesamtdroge) beigeben. Für Rezepte zur Herstellung solcher Brote gibt es bereits eine umfangreiche Literatur. Ihr Buchhändler wird Sie beraten!

Ebenso können Sie einen Gewürzstreuer mit Beinwell-Pulver füllen und dann Beinwell allen Speisen (bei denen es angebracht ist) beigeben. Ein derartiger Gewürzstreuer sollte eigentlich auf keinem Speisetisch fehlen!

Noch ein Wort zum Abschluss

Ich habe versucht, alles Wesentliche über die Heilpflanze Beinwell in dieser kleinen Broschüre darzulegen. Auch diese Broschüre erhebt keinen Anspruch auf Vollständigkeit. Wir möchten jedoch dieses Geschenk der Natur noch besser kennenlernen und sind deshalb für Erfolgsberichte sehr dankbar. Lassen Sie es uns wissen, wenn Ihnen Beinwell geholfen hat. Schreiben Sie an verlag@ennsthaler.at.

Wir wissen, dass man mit Heilversprechungen sehr vorsichtig sein muss, um nicht falsche Hoffnungen zu erwecken, die dann nicht erfüllt werden können. Wir wissen auch, dass es heute viele sehr gute Pflanzenpräparate gibt und wir wissen natürlich auch, dass Beinwell nicht alles kann. Wir wissen aber sicher, dass man bei richtiger Verarbeitung und Anwendung von dieser Pflanze Großartiges erwarten kann.

Die regenerierende Wirkung auf den Organismus ist beinahe unglaublich und grenzt oft ans Wunderbare.

Heilerfolge

Frau H. Z. aus L. schreibt am 16. Mai 1985:
„Ich hatte jahrelang einen sehr unangenehmen, juckenden Fußpilz und habe im Laufe der Zeit eine Unmenge von Salben ausprobiert. Ärzte konnten mich von diesem Übel nicht befreien. Die mir von Ihnen überlassene Beinwell-Creme hat mir geholfen. Schon nach der ersten Einreibung verging der vorher fast unerträgliche Juckreiz und nach einigen Tagen begann die Haut zwischen den Zehen, welche arg geschädigt war, zu heilen. Nach Anwendung der Beinwell-Creme über einen Zeitraum von zwei Wochen war der Fußpilz vollkommen abgeheilt.

Die wunderbare Wirkung dieser Creme veranlasste mich, sie auch bei meinen Tränensäcken zu versuchen. Ich hatte ganz arge, hässliche Tränensäcke unter beiden Augen. Tägliche Einreibungen (2-mal täglich) innerhalb von zwei Monaten brachten diese Tränensäcke völlig zum Verschwinden."

Frau E. K. aus P. schreibt am 29. April 1986:
„Ein seit ca. 2 Jahren bestehendes Ekzem unter dem linken Fuß – als Fernwirkung eines Fokus-Geschehens – stark juckend, ist in kurzer Zeit nach Verwendung der Beinwellcreme fast abgeheilt. Was ich von der ersten Anwendung an als außerordentlich wohltuend empfunden habe, war das sofortige Nachlassen des Juckreizes. Anfangs war die Anwendung noch mehrmals täglich erforderlich, inzwischen reicht die Einreibung einmal am Tag aus. Die von Ihnen angegebene Wirkung auf die Nerven (in meinem Fall Hautnerven) und das Bindegewebe kann ich bestätigen. Die zuvor sehr schuppende, verhornte Epidermis hat sich fast

wieder normalisiert. Da ich in der Zwischenzeit sehr viele Therapien wegen diesem sehr unangenehmen Ekzem angewandt habe, keine jedoch mit einer auch nur annähernd solchen positiven Wirkung, bin ich sehr überrascht über die Beinwell-Creme-Wirkung."

Herr P. O. aus A. schreibt am 18. Mai 1986:
„Ich habe mit Ihrer Beinwell-Pflegecreme eine abschuppende Stelle an den Nasenflügeln seit mehreren Wochen täglich eingerieben. Trotz mehrmaliger Anwendung von Präparaten, die Fachärzte verordneten, war keine Besserung zu verzeichnen. Mit Ihrer Salbe konnte ich nach ca. 3-wöchigem Gebrauch ein völliges Verschwinden der abschuppenden Stellen feststellen. Ich verwende die Beinwell-Creme auch als Ersatz für alle anderen Cremen mit weitaus besserem und pflegenderem Erfolg."

Frau R. K. aus G. schreibt am 4. August 1986:
„Da unser Sohn vor einigen Jahren einige schlimme Brüche am Fuß hatte, schwillt dieser zeitweise an und schmerzt. Eine Probe Ihrer Salbe brachte schon Linderung für den Fuß."

Herr U. W. aus R. schreibt am 20. August 1986:
„Ich darf Ihnen mitteilen, dass ich zwei Jahre hindurch Kreuzschmerzen hatte, welche immer ärger wurden. Ich bekam im Laufe dieser Zeit Massagen, Unterwassermassagen und etwa an die 80 Spritzen. Alle diese Anwendungen halfen immer nur für kurze Zeit.

Ihre Beinwell-Einreibung hat mir schon nach der 3. Einreibung geholfen und brachte eine schnelle und anhaltende Linderung. Nach drei Wochen war ich schmerzfrei und habe seit ca. einem Jahr keine Beschwerden mehr.

Von der Beinwell-Einreibung ebenso begeistert wie ich ist meine Gattin, welche sich nach einem Sturz über die Treppe eine Knieverletzung (Sehnenriss) zuzog. Nach Spitalsaufenthalt und Gipsverband hatte sie immer noch Schmerzen im Knie, welche nicht besser werden wollten. Sie nahm ebenfalls die Beinwell-Einreibung und diese hat ihr sehr rasch und auch anhaltend geholfen."

Frau R. F. aus St. G. schreibt am 15. September 1986:
„Ich habe Ihre Beinwell-Nährcreme als Hautcreme für meine Kinder mit bestem Erfolg angewandt. Vor allem meine Tochter im Alter von 1½ Jahren ist bei Nässung sehr empfindlich und hat sofort eine entzündete Haut. Eine Eincremung mit der Beinwell-Nährcreme half und hilft jedes Mal sehr rasch."

Herr R. K. aus St. G. schreibt am 13. Oktober 1986:
„Ich litt etwa 3 Jahre an einer Schuppenflechte im Augenbrauenbereich. Die mir von Ärzten verordneten Medikamente brachten keinen Erfolg, da ich Cortison-Präparate nicht vertrage.
Die rein biologisch aufgebaute „Beinwell-Nährcreme", welche ich von Ihnen erhielt, hat spontan geholfen. Nach einer Anwendungszeit von ca. 3 Wochen war

die Schuppenflechte vollkommen abgeheilt. Ich habe nun seit einigen Monaten wieder eine gesunde Haut und es haben sich weder während noch nach der Behandlungszeit Nebenwirkungen gezeigt."

Herr A. W. aus D. schreibt am 17. Oktober 1986:
„Meine Erfahrung mit Beinwelleinreibung: Seit Jahren leide ich an einem Hüftgelenksverschleiß. Nach langem Kampf mit dem Versorgungsamt bekam ich vor 2 Jahren einen Behindertenausweis für Gehbehinderung. Mit dem Laufen wurde es immer schlechter, bis ich die Beinwelleinreibung bekam. Diese wendete ich zweimal täglich an. Nach fünf Tagen Behandlung merkte ich eine Besserung. Meine Spaziergänge wurden immer länger und ich war richtig glücklich darüber. Wenn ich ein paar Tage die Einreibung unterlasse, sind die Schmerzen wieder da. Folglich schwöre ich auf Beinwelleinreibung."

Herr Adolf B. aus St. G. schreibt am 19. Oktober 1986:
„Seit einigen Jahren leide ich an einer Hautunreinheit im Gesicht, verbunden mit einer Bartflechte. Da auch eine intensive ärztliche Behandlung mit Medikamenten und Salben keinen Erfolg brachte, verwende ich nun seit ca. eineinhalb Jahren Ihre von Ihnen produzierte Beinwellsalbe. Diese Salbe kommt einmal täglich zur Anwendung und ich kann Ihnen heute mitteilen, dass die unreine Haut fast völlig verschwunden ist und ich aufgrund des bisherigen Heilverlaufes überzeugt bin, dass in Kürze eine vollständige Heilung eintritt."

Frau E. Sch. aus R./I. schreibt am 28. Oktober 1986:
„Ich bin von Ihrer Beinwellcreme sehr begeistert. Jahrelang habe ich an einem äußerst hartnäckigen Ekzem an beiden Oberlidern gelitten, das sich vor ca. einem ¾ Jahr auf das ganze Gesicht ausgebreitet hat. Ich habe schrecklich ausgesehen: schuppige Haut, rote Flecken, aufgekratzte blutige Stellen.

Nach vielen vergeblichen Heilversuchen (verschiedene Cremen, die ich natürlich schon vorher angewandt habe) bin ich dann endlich an einen Heilpraktiker gelangt, der mir eine Entgiftungskur gegen Cortison- und Quecksilbervergiftung verordnete. Zur Unterstützung des Heilerfolges gab er mir den guten Tip, Ihre Beinwellcreme im Gesicht anzuwenden, und – wie gesagt – ich bin begeistert. Die Creme hilft mir ausgezeichnet.

Da die Haut durch das Ekzem ziemlich trocken geworden ist, schätze ich den hohen Fettgehalt der Creme besonders. Nach einer Anwendungszeit von ca. 2 Monaten sieht meine Haut wieder aus wie früher."

Frau M. H. aus M. schreibt am 2. Dezember 1986:
„Als langjährige und erfolgreiche Anhängerin natürlicher Kräutermittel wurde ich speziell auf IHRE ‚Beinwell-Produkte' aufmerksam gemacht. Ganz besonders dabei hervorheben möchte ich die Beinwell-Nährcreme, die mir einen durch Krampfadern verursachten Hautschaden erheblich lindern half. Gelegentlich verwende ich diese Nährcreme auch als Gesichtspflege.

Anhand der diversen Bestellungen können Sie davon ausgehen, dass auch mein Freundeskreis Ihre Produkte gerne annimmt."

Literaturverzeichnis

Anonym: Comfrey, Was ist das?
Abtei Fulda 1980

Schloss L.: Comfrey, Wiedergeburt einer Heilpflanze
Comfrey-Vertriebs GmbH Bergen/Chiemgau

Deutsche Apotheker Zeitung/122 Jahrg. Nr. 16 /
22. 4.1982

Maria Treben: Gesundheit aus der Apotheke Gottes
Ennsthaler Verlag, Steyr 2006

Furlenmeier: Kraft der Heilpflanzen
Zürich 1981

„Der Wegweiser": Apothekenkundenzeitschrift Nr. 3
A/1976

Bianchini F.: Der große BLV Heilpflanzenatlas
München, Wien, Zürich 1983

G.M. Levene und C.D. Calnan: Farbatlas der Dermatologie
Stuttgart 1985

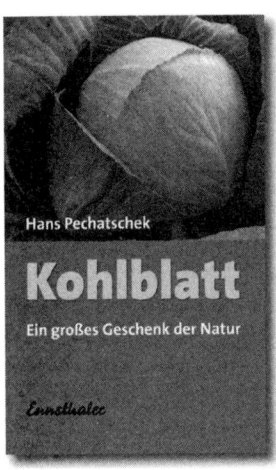

Hans Pechatschek · **Kohlblatt**
Ein großes Geschenk der Natur

88 Seiten, m. zahlr. Abb., Format: 12 x 19,5 cm
ISBN 978-3-85068-243-5

Kohl als Gemüse und Nahrungsmittel kennen wir alle, was wir aber weitgehend vergessen haben, ist die Tatsache, dass Kohl eine ganz enorme Heilkraft besitzt. Zum Beispiel hat Kohl zweimal so viel Vitamin C wie die Zitrone. Kohl zieht die giftigen Stoffe aus dem Körper und wirkt in die Tiefe. Es ist fast unglaublich, was die Pflanze allein und in Zusammenwirkung mit anderen Pflanzen zuwege bringt. Schon immer war Kohl ein beliebtes Hausmittel und wurde bei Verdauungsschwierigkeiten, bei Zuckerkrankheit und zur Fieberableitung erfolgreich angewendet.

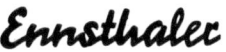 **Bücher für ein bewusstes Leben**

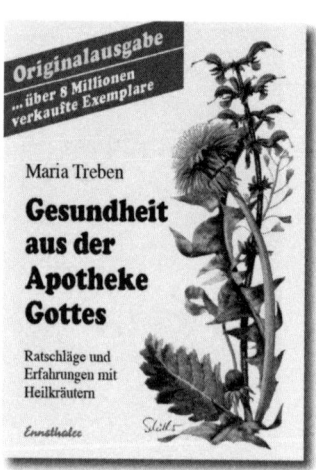

Maria Treben · **Gesundheit aus der Apotheke Gottes**
Ratschläge und Erfahrungen mit Heilkräutern

120 Seiten, 33 Abbildungen, 4 Seiten Farbtafeln, Format: A4
ISBN: 978-3-85068-090-5 (br.)
ISBN: 978-3-85068-179-7 (geb.)

Maria Treben hat sich als eine der wichtigsten Pioniere der Kräuterheilkunde ihren Platz in der Geschichte erobert. Viele verehrten sie wie eine Heilige, tatsächlich war sie eine Frau, die sich ein Leben lang mit Heilkräutern beschäftigte und ihre Erfahrungen möglichst vielen Menschen nahe bringen wollte.
In all den Jahren hat ihre Popularität und die ihrer Werke nie nachgelassen. Ihre Bücher erleben heute durch die fortschreitende Anwendung der Alternativmedizin eine neue und ungebrochene Aktualität.
In ihrem Hauptwerk, der „Gesundheit aus der Apotheke Gottes" werden 31 Heilkräuter, deren Heilkraft und Anwendungsmöglichkeiten als Tee, Tinktur, aufzulegender Brei, Bad oder Frischsaft ausführlich beschrieben.

Ennsthaler **Bücher für ein bewusstes Leben**

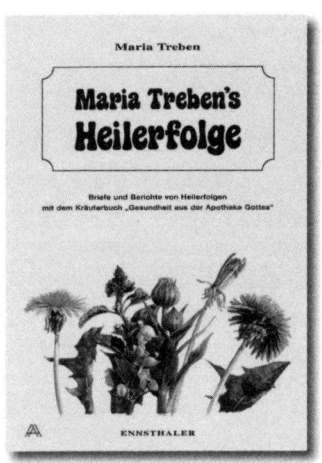

Maria Treben · **Heilerfolge**
Briefe und Berichte von Heilerfolgen mit dem Heilkräuterbuch „Gesundheit aus der Apotheke Gottes"

104 Seiten, 4 Farbtafeln, Format: A4
ISBN: 978-3-85068-082-0 (br.)
ISBN: 978-3-85068-181-0 (geb.)

Eine Auswahl aus Briefen und Zusendungen, die Maria Treben erreichten und in denen Dankbarkeit und Freude über Heilung bzw. Besserung der Krankheiten aufgrund der von ihr beschriebenen Heilkräuteranwendungen zum Ausdruck kommen. Maria Treben dazu: „Es ist für mich eine große Freude, dass aufgrund meines Kräuterbuches „Gesundheit aus der Apotheke Gottes" so viele Heilerfolge auf mich zukommen. Eine Auswahl will ich Ihnen nachfolgend vor Augen führen, aber vor allem darauf hinweisen, dass der große Erfolg nicht durch mich geschieht, sondern durch die Güte des Allmächtigen, der seit urdenklichen Zeiten uns die Heilkräuter schenkte."

Ennsthaler   Bücher für ein bewusstes Leben

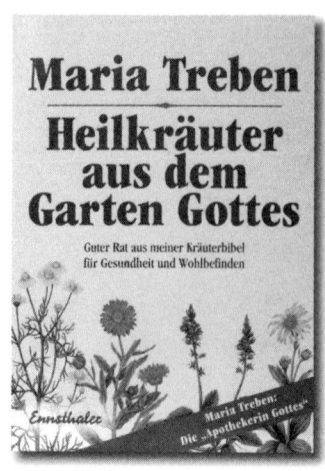

Maria Treben · **Heilkräuter aus dem Garten Gottes**
Guter Rat aus meiner Kräuterbibel
für Gesundheit und Wohlbefinden

240 Seiten, 35 farbige Abbildungen, broschiert, 21 x 28,5 cm
ISBN 978-3-85068-750-8

20 Jahre nach der Erstauflage bringt der Ennsthaler Verlag nun diese leicht überarbeitete Neuauflage heraus. Die tausendfach bewährten Heilkräuter-Rezepte Maria Trebens werden in Form eines Nachschlagewerks, übersichtlich nach Krankheiten geordnet, dargestellt. Sie ließ in dieses umfangreiche Werk alle ihre Erfahrungen und Erkenntnisse nach Erscheinen der „Gesundheit aus der Apotheke Gottes" einfließen. Auf einen Blick lassen sich bei Beschwerden leichterer und schwererer Art die hilfreichen Kräuterrezepte aufrufen. Ein Kräuterbuch, leicht zu handhaben und unentbehrlich!

Ennsthaler Bücher für ein bewusstes Leben